ORTHOKERATOLOGY
A COLLECTION OF CASES

角膜塑形镜
验配经典案例解析 第2辑

陈 志 ｜ 编著

人民卫生出版社
·北 京·

图书在版编目（CIP）数据

角膜塑形镜验配经典案例解析. 第 2 辑 / 陈志编著. —— 北京 ：人民卫生出版社，2024. 8. -- ISBN 978-7-117 -36646-5

Ⅰ. R778. 3

中国国家版本馆 CIP 数据核字第 2024HB5910 号

人卫智网	**www.ipmph.com**	医学教育、学术、考试、健康，购书智慧智能综合服务平台
人卫官网	**www.pmph.com**	人卫官方资讯发布平台

角膜塑形镜验配经典案例解析 第 2 辑
Jiaomosuxingjing Yanpei Jingdian Anli Jiexi Di 2 Ji

编　　著：陈　志
出版发行：人民卫生出版社（中继线 010-59780011）
地　　址：北京市朝阳区潘家园南里 19 号
邮　　编：100021
E - mail：pmph @ pmph.com
购书热线：010-59787592　010-59787584　010-65264830
印　　刷：天津市光明印务有限公司
经　　销：新华书店
开　　本：889 × 1194　1/32　印张：4.5
字　　数：121 千字
版　　次：2024 年 8 月第 1 版
印　　次：2024 年 10 月第 1 次印刷
标准书号：ISBN 978-7-117-36646-5
定　　价：49.00 元

打击盗版举报电话：**010-59787491**　E-mail：WQ @ pmph.com
质量问题联系电话：**010-59787234**　E-mail：zhiliang @ pmph.com
数字融合服务电话：**4001118166**　E-mail：zengzhi @ pmph.com

著者简介

陈志，医学博士，副主任医师，硕士生导师，现任复旦大学附属眼耳鼻喉科医院接触镜和近视防控中心执行主任。

2007 年毕业于温州医科大学眼视光学院，2010 年获复旦大学眼科学硕士学位，2013年获复旦大学眼科学博士学位，主攻近视发病机制与临床干预研究。2012—2013 年以访问学者身份分别于美国加州大学伯克利分校临床研究中心和 Wildsoet 近视眼实验室从事研究工作。回国至今就职于复旦大学附属眼耳鼻喉科医院，主要从事青少年近视防控和特殊角膜接触镜验配工作。2018 年成为国际角膜塑形镜与近视控制学会资深会员（FIAOMC），入选第二期中国眼视光英才计划"明日之星"。主持国家自然科学基金等科研项目，主编与参编多部专著，在国内外专业期刊发表论文四十余篇。近些年受邀在美国、荷兰、澳大利亚、意大利、日本、马来西亚、新加坡等国际会议上发言共十余次。

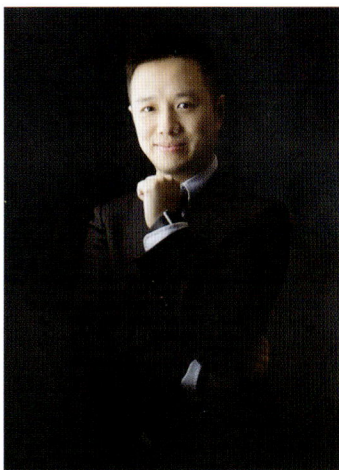

序

一

志不求易者成，事不避难者进。近视防治很难，近视防控与OK 镜的临床实践和基础研究，聚焦安全性和规范性，必有助于OK 镜更好地成为面向儿童和青少年近视防控的适宜技术。

我非常高兴看到陈志博士又写了一本关于OK 镜验配的新书，这不是一件容易的事。第一，陈志博士对自己的要求很高，他要在自己理解、吸收和提高之后，屏气凝神方提笔。第二，个性化的VST 镜片设计，需要实践检验。第三，如何传递每个案例背后的知识点，助力读者全面理解眼表解剖与生理、镜片光学与力学等。陈志博士克服了面临的困难，特别是在经历一波又一波疫情的时候，还能静心思考与写作，特别让我赞赏。

相信很多读者会喜欢这本书，因为这本书本身就是授人以渔的问题解析。无论是常规经典案例，还是个性化特殊案例，都是从作者的实践中来，更好地帮助读者提升实践能力。我特别期待眼视光医生、规培生、研究生等都能从本书中受益。

二

我欣喜地看到，陈志博士经过十多年磨砺，在 2022 年晋升为副主任医师，并担任近视防控与 OK 镜中心的执行主任，在新岗位发挥更大作用。我摘引我在"医海行舟"公众号中发表的《维也纳的光》中的几段文字,也作为他书中序言的一部分,期望他坚持初心,并以持之以恒的努力,在近视防控领域为患者带来更多光。

"我在黎明之前的暗夜里奔跑,夜风掠过我的耳郭。我跑过维也纳空落的市集,跑过干涸运河的岸边,穿行在幽静的城市公园,我看见金色的施特劳斯雕像,在宁静夜中不知疲倦地拉着无声的提琴,仿佛每一瞬间都在流泻蓝色多瑙河的美妙旋律。夜色将转,我跑得很轻,我对第 36 届 ESCRS(欧洲白内障和屈光外科医师学会年会)满心期待,这是我第 11 年追着 ESCRS,我醒得太早,如在追梦。

……

我想有一份责任感总是好的。我天没亮就出来长跑,是我看错时间,是我稍有时差,是我惦记医院的缘故,这本是我的门诊日,不由得不早醒。跑过的街区很静,我也不由得放慢脚步,太静了。国内比这里快六小时,这个恬静的城市是凌晨,多瑙河不舍昼夜流过,而车水马龙的上海应已是上班高峰。

我早早醒来,早早去学习。在开幕式听主旨演讲,听娓娓道来的维也纳眼科史,弗洛伊德的眼科医生是谁,贝多芬的眼科医生兼诊耳疾……最后听到一个建议,用眼科医生的眼睛多看看维也纳:维也纳博物馆云集,其中有一位眼科医生所建的艺术博物馆独树一帜。幻灯显示古斯塔夫·克里姆特(Gustav Klimt)的金箔油画《吻》及一位眼科医生像,演讲嘉宾热情地告诉主会场两千多听众,这位眼科医生的名字叫鲁道夫·利奥波德(Rudolf Leopold)。

我于是想去看看利奥波德博物馆（Leopold Museum）。最后在赶飞机前半天，先去了维也纳大学校园，那是我院创始人郭秉宽教授学习过的地方。郭老当年十分刻苦，边学医，边勤工俭学，他教奥地利学生中文，教中国留学生德文，还兼职为使馆抄写材料。六年艰辛磨砺而出，郭老成为我国眼科学开创者之一，主编《眼科学》，培养了许多眼科专家。

经过一个长长的名人拱廊，我看到了一个个杰出的哲学家、心理学家、医学家的肖像，不由得心生敬畏。我与鹏、冰，上下找大学图书馆，也太匆忙而没有赶得及找到郭老的教授皮乐德（A.Pillat）的名字，但看到了弗洛伊德的纪念雕像。我以为弗洛伊德是维也纳大学最伟大的教授，不过在大学这里，在这名人廊，他的雕像在我们所陌生的塑像之侧。

弗洛伊德探讨人性内核，在本我、自我和超我之间离析，为现代人文学科及医学提供了重要理论基石。对弗洛伊德学说的理解是艰难的，但可曾记得弗洛伊德的名言？作为精神病学家，在弗洛伊德的眼里，精神健康的人，总是努力工作及爱人，只要能做到这两件事，其他的事就没有什么困难。

终于赶到利奥波德博物馆，远远看到外墙面的《吻》。在馆内，参观者静悄悄地看画，克里姆特《死亡和生命》紧紧偎依的人生，只是浩瀚宇宙的梦幻泡影和气息，乐与悲如露如电，转瞬即逝。而埃贡·席勒（Egon Schiele）的画作，具有克里姆特相近的阴郁暗影。我忍不住对鹏和冰说，直指人类内心挣扎的画，似乎都是那么神经质，那么晦暗，那么无奈。

席勒的自画像看起来赢弱不堪，骨骼异样，有着深沉的痛苦而无助无解。他的灵魂终究无法与贫弱躯体相伴，被西班牙流感夺去生命时只有 28 岁。席勒一直被同时代人忽视，也几乎被遗忘半世纪，有先见之明的利奥波德，用眼科医生的慧眼，使席勒得以被重新认识。转了二层画室，离开时再瞥一眼那些画作，席勒，如一道黑夜的闪电。

这世界从来不变，在现实桎梏的黑暗里，或者睡去，或者醒来。而我跑在黎明之前，长夜将尽，曙光即现，看城市的夜空在散去黑色的云裳，愿所有人获得光的眷顾。或者，站在夜之峭壁，为光所引，纵身一跃，冲破黑暗，展翅飞翔。"

周行涛

2024 年 7 月

前言

在《角膜塑形镜验配经典案例解析》第 1 辑出版后，我收到很多读者的来信，询问何时能出版一本关于 VST 角膜塑形镜验配案例的书籍。我迟迟不敢动笔，一是因为 VST 镜片设计变化万千，高度个性化并且依赖验配经验，是比 CRT 角膜塑形镜更难学习的一门技术；二是因为我的学识浅薄，对某些 VST 镜片设计并不熟悉，自觉还没有能力将经验归纳为知识来进行传递。

但此事迫在眉睫。

随着角膜塑形术作为一种有效近视控制手段被逐渐普及，在不久的将来会达到上千万配戴者的体量，该行业亟需标准化。白内障超声乳化手术的发展历程是榜样，从切口、撕囊、水分离、劈核、超乳到最后的人工晶状体植入，每个步骤都可以标准化，这个标准化过程促进了超乳手术的普及。但角膜塑形术和超乳手术不同的地方是前者的变量及不确定性更多，每种镜片的光学设计均有差异且存在盲区（如反转弧的曲率半径），因此更难以标准化。唯有理论结合实践，案例搭载理念，才能真正地授人以渔。

本书第一章除了概述 VST 镜片的基本结构、验配方法与理念等，还汇总了一些其他书中不常涉及的知识点，如"不适合塑形的角膜"，帮助读者快速把握最佳适应证，避免走弯路；第二章的案例按内容由浅入深排列，从常规球面与环曲设计镜片的初次验配，到配适不良的参数调整，再到特殊设计的个性化定制。每个看似波澜不惊的案例，背后都是对验配者眼表解剖与生理、镜片光学与力学知识的考验。

不积跬步，无以至千里；不积小流，无以成江海。希望这些案例中的涓涓细流，最终汇集成知识的大海，帮助广大的角膜塑形镜验配者更上一层楼。

陈 志

2024 年 9 月

目录

第一章

角膜塑形镜简介与验配原则

一、从角膜塑形镜的演化过程看塑形原理

角膜塑形镜（本书中仅指用于近视矫正的角膜塑形镜）的诞生源自一次意外的发现。1962 年，George Jessen 在验配硬性角膜接触镜（硬镜）时发现，偏平配适的硬镜可以造成短暂的角膜曲率变平，近视度数暂时降低，裸眼视力暂时提高，并在一次国际角膜接触镜会议上做了报告[1, 2]。但这种角膜"塑形"作用持续时间很短，且很不稳定，原因在于这种偏平配适的硬镜其镜片矢高远低于角膜（图 1-0-1A），镜片内表面与角膜顶点接触，造成"跷跷板"效应，这样的镜片配适很不稳定（图 1-0-1B）。

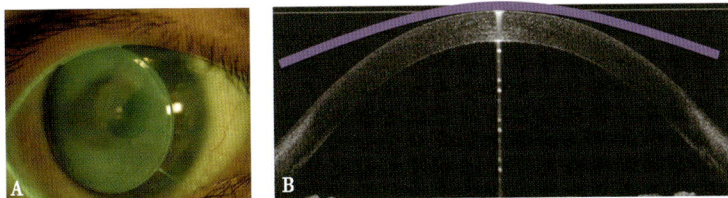

图 1-0-1　偏平配适的硬性角膜接触镜
A. 容易偏位；B. 因为其矢高低于角膜，造成"跷跷板"效应。

但人们对角膜进行塑形从而提高视力的尝试从未放弃。在1990年前后，随着角膜地形图仪的出现和高透氧镜片材料的发明，Richard Wlodyga[3]和Nick Stoyan[4]分别做出了具有里程碑意义的镜片设计——反几何设计。这种镜片设计在基弧区之外加入一个反转弧区，使镜片周边着陆点对应的矢高(有效矢高)与角膜矢高相匹配(图1-0-2A)，这种镜片在定位与塑形力方面较之前的"平坦硬镜"设计明显改进，是所有现代角膜塑形镜的奠基石。

但早期的反几何设计镜片在进行角膜塑形时仍然不够稳定。分析其原因，是因为镜片在角膜上的着陆点为一条很窄的环带，接触面积很小(图1-0-2B)，镜片对角膜的压强很大，因此镜片的定位和塑形力都不够稳定。

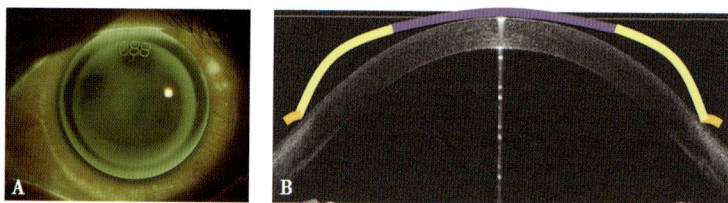

图1-0-2 早期反几何设计镜片

A. 中心定位明显改善；B. 但着陆点接触面积小，镜片不够稳定。

现代角膜塑形镜是在之前的反几何设计基础上，加入一个定位弧区(或定位区)，不仅实现了镜片和角膜矢高的匹配，而且由于镜片在角膜上的着陆部位是一片承重区而不再是一个承重点(图1-0-3)，镜片的稳定性大大增强，通常只需要一副镜片就能达到稳定的塑形效果。与此同时，人们还意外地发现，这种镜片的塑形力能轻松达到3D，甚至6D以上，大大拓展了人们对角膜塑形的想象空间。那么现代角膜塑形镜这么强的塑形力是怎么来的呢？

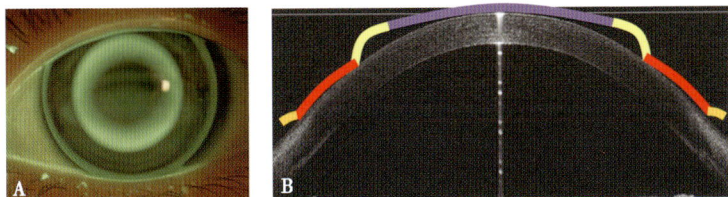

图 1-0-3　现代角膜塑形镜

A. 定位区较宽；B. 镜片对角膜的压力由定位区均匀承担。

流体动力学研究发现，流体通过管径不同的管腔时会产生不均匀的静水压力（文丘里效应）。反几何设计的镜片在基弧区、反转区和定位区镜下泪液厚度不一致，在眼睑对镜片的挤压下，镜下泪液流动时产生压力差，在基弧区和定位区为相对正压，反转区为相对负压（图 1-0-4）。

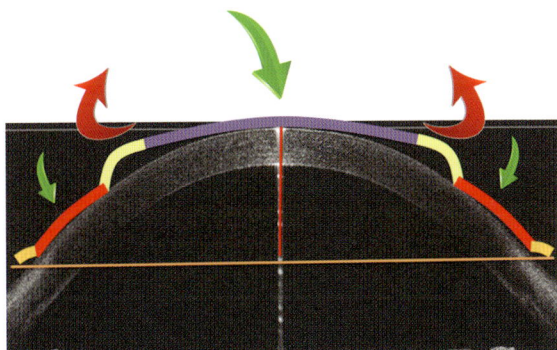

图 1-0-4　角膜塑形术的原理假说

在基弧区和定位区为相对正压（绿色箭头），反转区为相对负压（红色箭头）。

这种压力差导致的一种可逆的生物学效应是角膜顶点上皮厚度暂时变薄，中周部上皮暂时变厚[5]，形成一个以上皮厚度差为解剖学基础的凹透镜效应，达到近视矫正效应（图 1-0-5）。定位区相当于连接反转弧区与周边弧区的一段"细管"，它的加入进一步增强了泪液的文丘里效应，使镜片定位更稳定的同时,塑形力也明显增强。

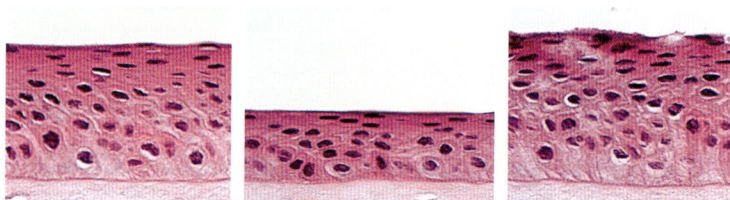

图 1-0-5 角膜塑形术后角膜上皮的厚度改变——中央上皮变薄,中周部上皮变厚

　　从这种几何学结构的视角看,现今大多数角膜塑形镜设计都大同小异。不管是两个或以上定位弧的镜片,还是定位区切线设计的镜片,或者双反转弧设计的镜片,其塑形原理都非常类似。各种不同镜片设计的适应证、配适形态、塑形效果之所以有差异,是因为弧段宽度和曲率半径的组合不同,但验配者追求的都是相近的镜下泪液厚度分布:基弧区顶点 5～15μm、反转区 30～120μm、定位区 0～5μm、周边弧区 30～120μm(图 1-0-6)。

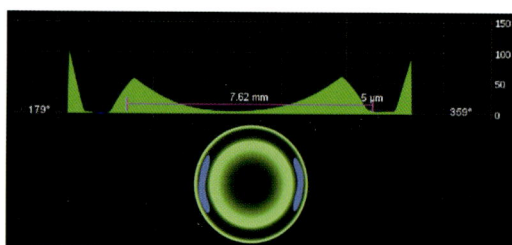

图 1-0-6 理想的角膜塑形镜配适模拟泪液厚度图

二、矢高的概念:VST 与 CRT 镜片的"大同"和"小异"

　　1. 镜片结构　如图 1-0-7 所示 CRT(corneal reshaping therapy)镜片的基本结构示意图。CRT 镜片分为三个区域,从中央到周边分别为基弧（base curve，BC）区、反转区（return zone，RZ）、着陆区（landing zone，LZ）。

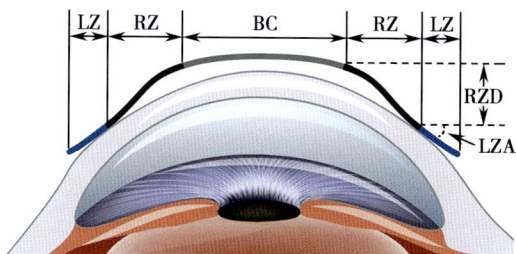

图 1-0-7　CRT 镜片的基本结构示意图

CRT: corneal reshaping therapy，是美国 Paragon 公司的设计专利。

　　除 CRT 之外，目前国内已经上市的其他角膜塑形镜均是基于同一个专利，即 VST（vision shaping treatment）设计。如图 1-0-8 所示为 VST 镜片的基本结构示意图。VST 镜片分为四个区域，从中央到周边分别为基弧（base curve，BC）区、反转弧（reverse curve，RC）区、定位弧（alignment curve，AC）区和周边弧（peripheral curve，PC）区。值得注意的是，由于角膜呈非球面，到周边部变平更加明显，因此定位区为弧形的角膜塑形镜会设置成 2 个或以上的 AC 弧段，其中靠近 RC 区的为 AC_1，靠近 PC 区的为 AC_2，AC_2 比 AC_1 更平坦；或者设置成单个连续非球面形态的 AC 区弧段，以适配更平坦的角膜周边形态。CRT 镜片与 VST 镜片的主要特征对比见表 1-0-1。

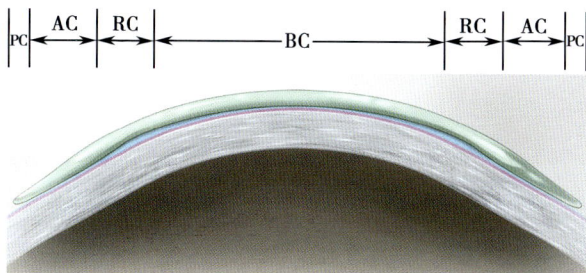

图 1-0-8　VST 镜片的基本结构示意图

表 1-0-1 CRT 镜片与 VST 镜片的主要特征对比

主要特征	CRT 镜片	VST 镜片*
镜片总体设计	3 区设计	4～5 弧区设计
镜片周边设计	切线设计	多弧段设计
矢高控制	反转区深度、着陆角	多弧段曲率半径
试戴片	136、80、40、36 片/组	20～40 片/组
材料	HDS100	其他 RGPCL 材料
厚度	0.16mm	≥0.22mm
表面设计	前后表面和谐设计	前后表面非和谐设计
验配法	参数卡或 APP 结合试戴	试戴或软件定制
激光标识	镜片参数	序列号

HDS100：HDS100 paflufocon D 材料；

RGPCL：rigid gas-permeable contact lens，硬性透气性角膜接触镜；

* 目前已在国内上市的 VST 设计镜片。

2. 镜片矢高调整 所有角膜塑形镜的验配理念都是设计与角膜矢高相匹配的镜片矢高，包括 CRT 和 VST 镜片。矢高分为总矢高和有效矢高。总矢高为镜片边缘最远点的连线到镜片内表面顶点的距离，有效矢高为镜片的角膜着陆点连线到镜片内表面顶点的距离（图 1-0-9）。

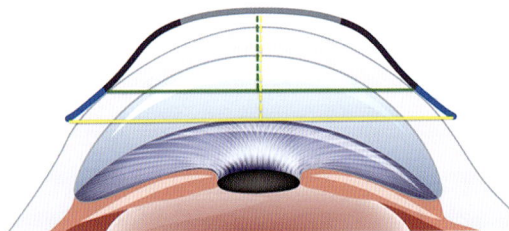

图 1-0-9 角膜塑形镜矢高示意图

从镜片边缘连线（黄色实线）到达镜片内表面顶点的距离（黄色虚线）为镜片总矢高；镜片在角膜上有效着陆点的连线（绿色实线），到达镜片内表面顶点的距离（绿色虚线）为镜片有效矢高。

CRT 镜片的最主要特征是基弧区、反转区、着陆区三区相对独立，一般情况下用 RZD 的变化来控制镜片总矢高，用 LZA 的变化微调镜片着陆点与边翘。而 VST 镜片多数情况下是通过增加或减少 AC 区的曲率半径来整体改变镜片矢高，也可以理解为通过改变 AC 区的曲率半径，从而改变镜片"夹角"，进而调整镜片矢高。VST 镜片的 PC 区曲率半径相对固定，故镜片边翘的宽度与高度也相对稳定，不像 CRT 镜片的 LZA 改变对边翘有较大影响。

三、镜片矢高的判断

试戴的首要目的是通过观察镜片的静态与动态配适，排除一些由于镜片设计选择欠妥、直径、环曲量或 AC 区曲率选择不当导致矢高明显异常的情况。如图 1-0-10 所示镜片矢高理想的荧光静态配适图；如图 1-0-11A～C 分别示直径过小、环曲量不足、AC 区曲率过平导致的镜片矢高不足的配适；图 1-0-12A～C 分别示直径过大、环曲量过矫、AC 区曲率过陡导致的镜片矢高过高的配适。可见各种原因导致镜片矢高不足时其荧光配适均不一致，但各种原因导致镜片矢高过高时其荧光配适却大同小异。因此，当使用一种不熟悉的镜片设计时，宁愿从较平坦的 AC 区曲率开始试戴，也不要从过陡的 AC 区曲率开始试戴。

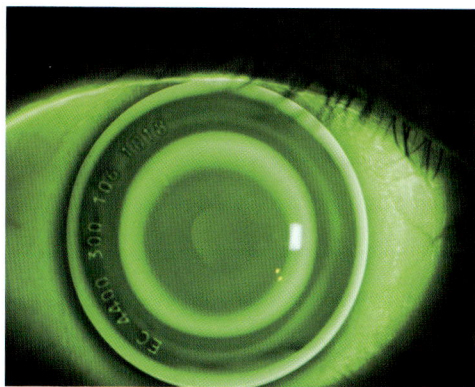

图 1-0-10 矢高理想的角膜塑形镜荧光静态配适

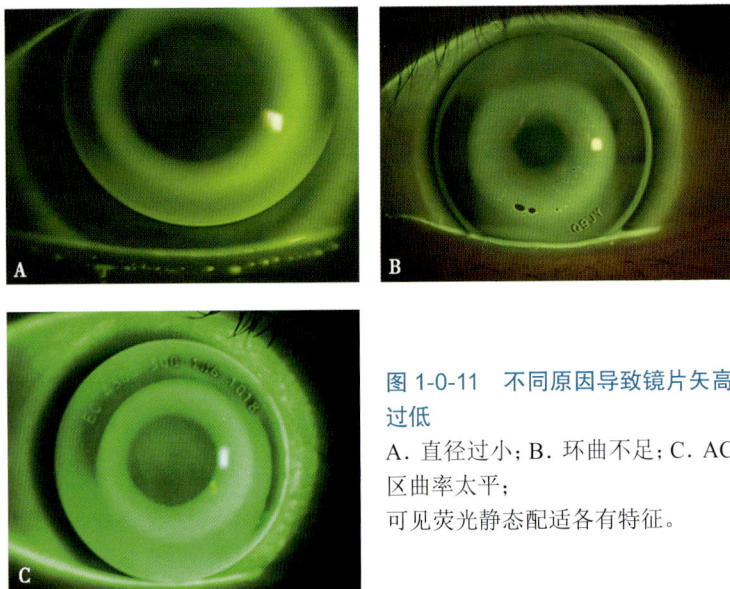

图 1-0-11 不同原因导致镜片矢高过低

A. 直径过小；B. 环曲不足；C. AC 区曲率太平；

可见荧光静态配适各有特征。

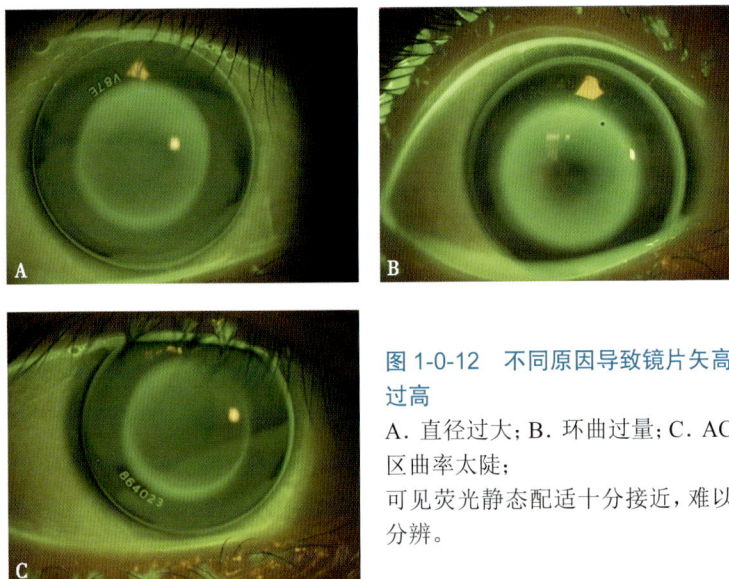

图 1-0-12 不同原因导致镜片矢高过高

A. 直径过大；B. 环曲过量；C. AC 区曲率太陡；

可见荧光静态配适十分接近，难以分辨。

　　值得注意的是，不同品牌、设计的角膜塑形镜荧光配适表现均不同，有的反转弧区窄、定位区宽（图 1-0-13A），有的反转弧区宽、定位区窄（图 1-0-13B），有的有双反转弧区和双定位区（图 1-0-13C）。在刚开始验配某一种镜片设计时，要如何判断镜片矢高（"松紧"）呢？要通过镜下泪液荧光配适去想象镜片和角膜的几何学关系，图 1-0-14 的镜片 BC 区和角膜顶点接触、周边翘起，是一种"跷跷板"的矢高不足表现；图 1-0-15 的镜片 BC 区泪液荧光充盈、周边紧贴角膜，是一种"拱顶"的矢高过高表现。当两者出现矛盾时，要以 BC 区的评估为准，即在任何情况下角膜顶点不能贴附镜片 BC 区的后表面，否则不管周边配适如何，镜片矢高均判定为不足。

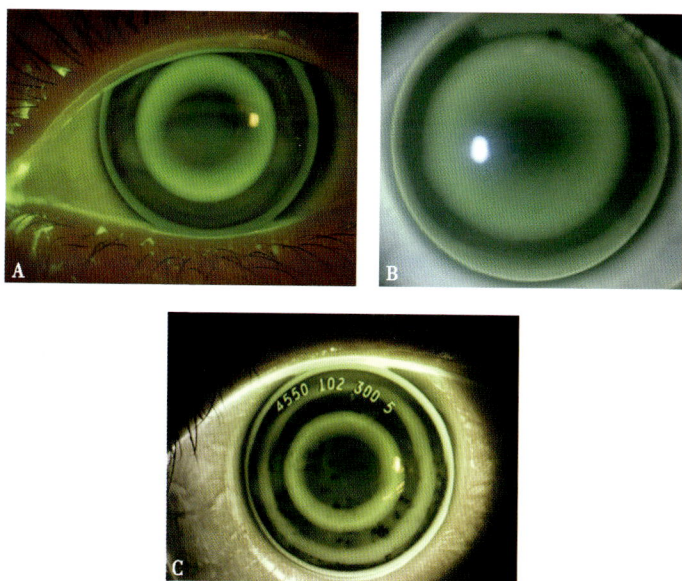

图 1-0-13　几种不同设计镜片理想的荧光静态配适图

A. 单反转弧 VST 镜片；B. CRT 镜片；C. 双反转弧角膜塑形镜（dual reservoir lens，DRL）。

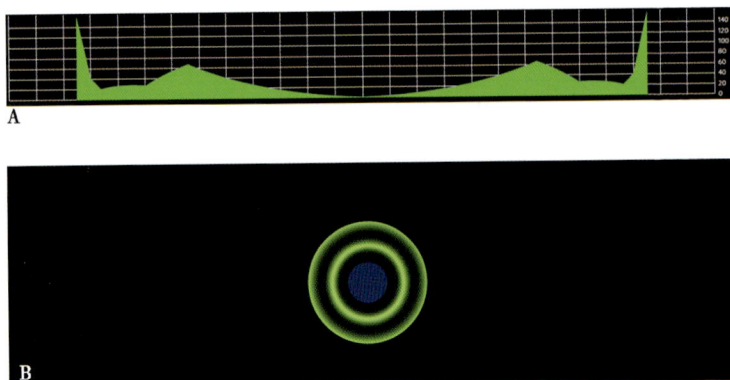

图 1-0-14　角膜塑形镜片矢高不足表现

A. 角膜塑形镜片下泪液厚度示意图；B. 镜片荧光染色示意图
显示镜片中央与角膜顶点接触，角膜顶点为接触承重点。

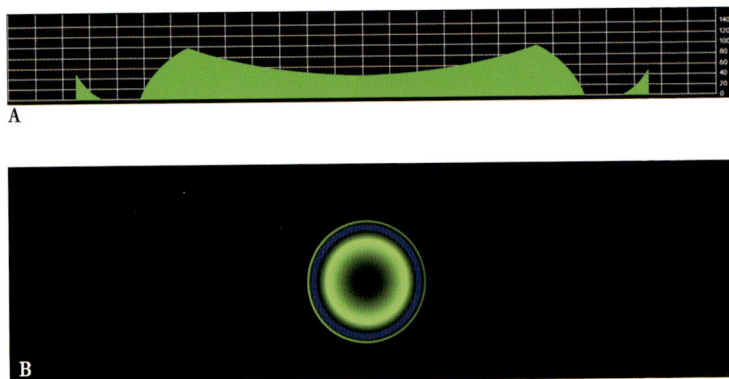

图 1-0-15　角膜塑形镜片矢高过高表现

A. 角膜塑形镜片下泪液厚度示意图；B. 镜片荧光染色示意图
显示镜片中央拱顶，角膜周边部配适过紧。

当镜片矢高轻度异常时，试戴过程中不一定会马上体现出来。当使用一种不熟悉的镜片设计时，可以借助短暂的睡眠测试或者过夜试戴后的角膜地形图，判断镜片矢高的高低。切向地形图上光学区呈上偏或水平向偏位、光学区塑形力不均匀、反转弧离焦环不封闭或几种表现都有,是比较典型的镜片矢高不足的表现(图1-0-16)。睡眠测试后出现镜片吸附、边翘狭窄、角膜压痕,摘镜后切向地形图上光学区呈略下偏、定位区塑形力大于光学区通常是镜片矢高过高的表现(图1-0-17),但也可能是由角膜对称性差导致的,需要加以鉴别。

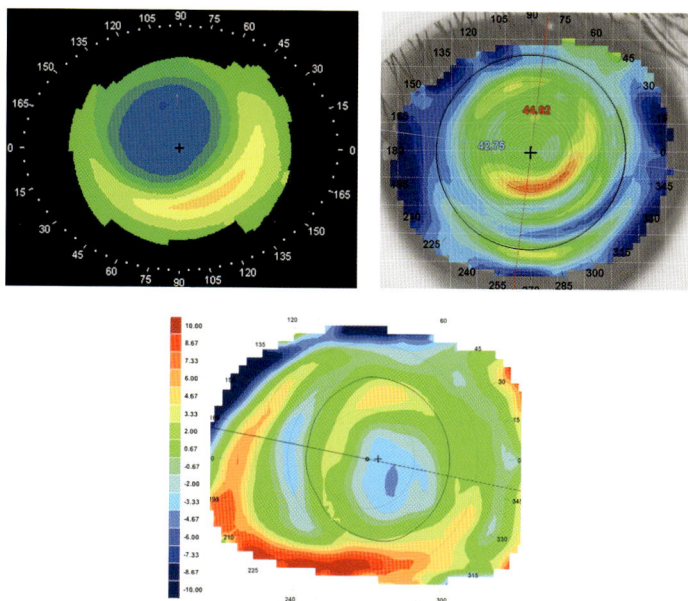

图 1-0-16 切向图上的上偏或侧偏、塑形力不均匀、离焦环不封闭,往往提示矢高偏低

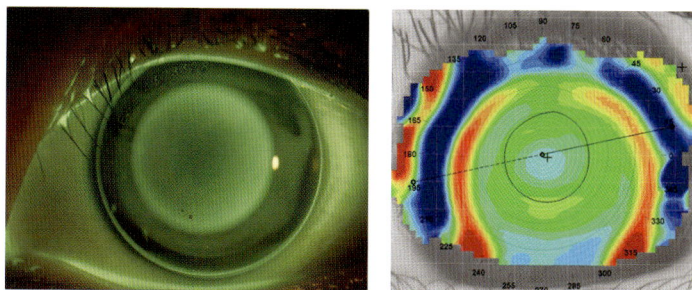

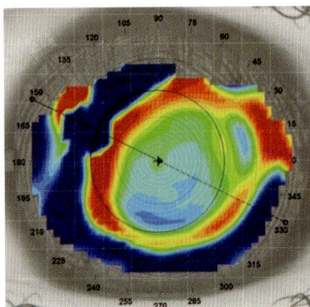

图 1-0-17 镜片边翘极窄、定位区压力过大、镜片定位下偏甚至固定下方，往往提示矢高偏高

四、镜片激光标记与参数识别

CRT 镜片的激光标记位于镜片后表面的反转区，BOZR 在镜片上的激光标记为其前 2 位数字（比如 79 代表 7.90mm）；RZD 在镜片上的激光标记为中间 2 位数字，是对第 3 位数字取四舍五入后的缩写（比如 53 代表 525μm）；LZA 在镜片上的激光标记为后 2 位数字（比如 33 代表 33°）（图 1-0-18）。镜片直径不在激光标记中体现，但在包装标识中体现。

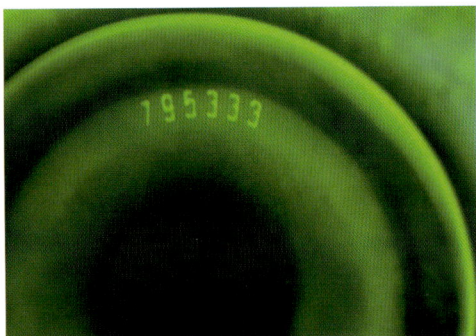

图 1-0-18 CRT 镜片的激光标记

CRT 双矢高镜片除外上述 6 位激光标记，还有 4 位激光标记位于镜片上相隔 90°的位置（图 1-0-19），前 2 位代表该双矢

高镜片在矢高更高子午线上的 RZD，后 2 位代表该双矢高镜片在矢高更高子午线上的 LZA。

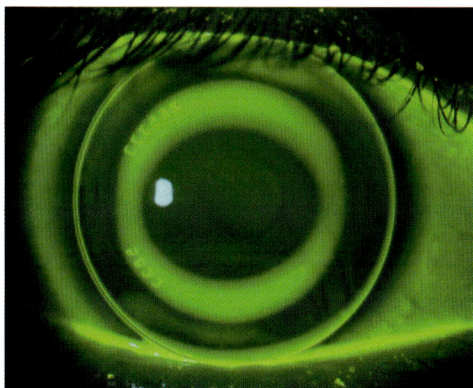

图 1-0-19　CRT 双矢高镜片的激光标记

CRT 镜片包装标识包括 BCR、RZD、LZA、镜片光度、镜片直径、镜片厚度、颜色等参数（图 1-0-20）。

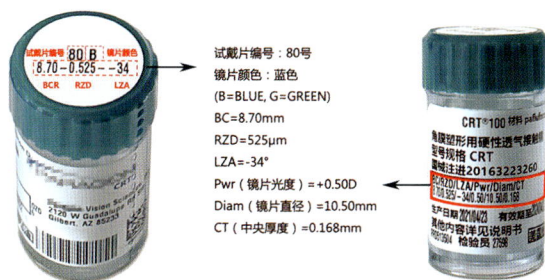

图 1-0-20　CRT 镜片包装标识

VST 镜片的激光标记通常位于镜片后表面的定位区，为镜片的序列号，不体现镜片参数信息。不同品牌设计的镜片包装标识不同，有的标签详细记录镜片各弧段参数，有的仅记录关键参数。以下以欧几里得的镜片标签为代表，详细解读单反转弧 VST 镜片的弧段参数（图 1-0-21）：

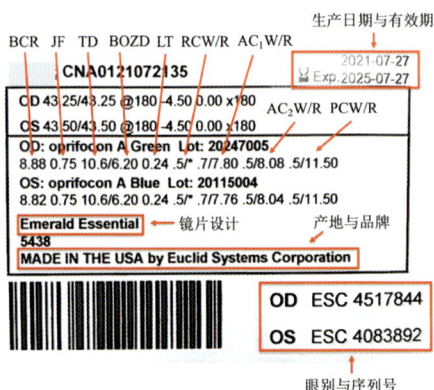

图 1-0-21 单反转弧 VST 镜片(以欧几里德为例)的镜片标签

BCR:基弧区曲率半径;JF:Jessen 因子;TD:总直径;BOZD:后光学区直径;LT:镜片厚度;RCW/R:反转弧区宽度/曲率半径;AC₁W/R:AC₁宽度/曲率半径;AC₂W/R:AC₂宽度/曲率半径;PCW/R:PC区宽度/曲率半径。

不同 VST 设计的镜片几何学结构有差异,以下列举在国内已上市的部分 VST 镜片在最常见直径下的弧段宽度分布(表 1-0-2)。

五、角膜地形图的选择与采集要点

1. 角膜地形图仪的种类及工作原理 角膜地形图仪按照工作原理大体分为两类:以 Scheimpflug 裂隙照相为原理的眼前节全景仪(tomography)和以 Placido 环成像为原理的角膜地形图仪(topography)。

以 Pentacam 为代表的眼前节全景仪的工作原理,是用 Scheimpflug 裂隙光扫描眼前节包括从角膜前表面到晶状体后表面的眼球结构,提取角膜的高度值,并重建角膜前表面形态,其优势是不仅可以获取角膜厚度值,还可以同时获取角膜前后表面的形态(图 1-0-22)。

以 Medmont 为代表的角膜地形图仪的工作原理,是将 Placido 环投射至角膜表面,利用反射图像中环与环之间的距离

表 1-0-2　国内上市部分 VST 镜片的弧段宽度分布与镜片中央厚度

品牌	MyOK	Hiline	Essence	普诺瞳	视达佳	梦戴维 IV-AP	梦戴维 DV	Lucid	Euclid	Dreamlite	α
光学区 /mm	6.0	6.0	6.0	6.2	6.0	6.0	5.9	6.2	6.2	6.0	6.0
反转弧区 /mm	0.6	0.6	0.6	0.8	0.75	0.7	0.8	0.9	0.5	0.6	0.6
定位弧区 /mm	1.3	1.3	1.3	0.9	1.0	1.1	1.0	0.8	1.2	0.9	1.3
镜片厚度 /mm	0.22	0.22	0.24	0.22	0.22	0.22	0.22	0.23	0.22	0.22	0.22
直径 /mm	10.6	10.6	10.6	10.6	10.5	10.6	10.5	10.6	10.6	10.5	10.6

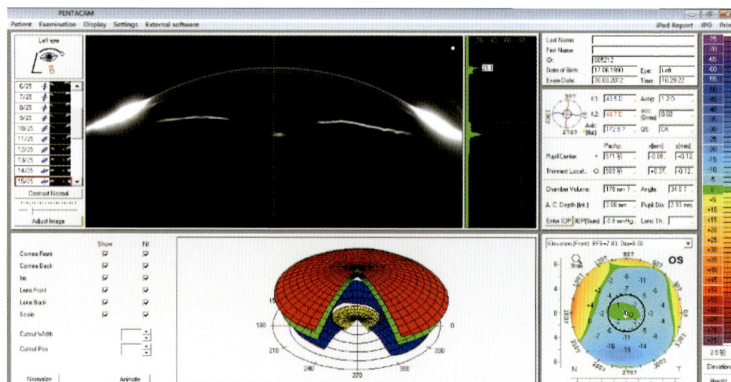

图 1-0-22　Pentacam 眼前节全景仪采集图像

判断角膜的陡峭与平坦（图 1-0-23），其优势是对角膜前表面的改变极其敏感。由于角膜塑形镜对角膜形态的影响基本限于角膜前表面，故 Placido 环角膜地形图仪的功能已完全满足角膜塑形术的要求。且因为大多数 Placido 环角膜地形图仪比眼前节全景仪便宜很多，使前者成为临床验配中更常用的设备。由于 Placido 环反射的是泪膜表面的图像，角膜上皮或泪膜的异常均会使 Placido 环扭曲（图 1-0-24），影响结果解读的同时也提示验配者眼表存在问题，是一种有效的辅助检查手段。

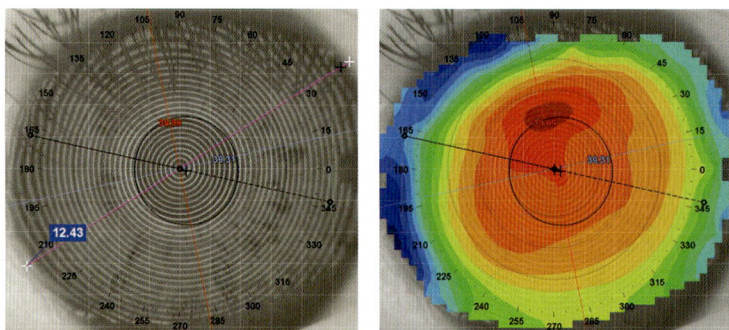

图 1-0-23　Placido 环角膜地形图仪的工作原理
由环距的宽窄判断角膜的平坦与陡峭，再以伪色彩直观展现角膜形态。

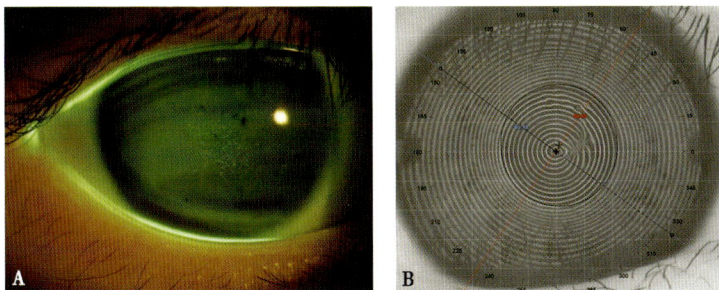

图 1-0-24　中央角膜上皮损伤

A. 裂隙灯照片；B. 对应部位的 Placido 环扭曲。

2. 角膜地形图的采集要点

（1）测量前准备：测量角膜地形图需要患者的高度配合，否则很难做出可重复性高的图像。测量角膜地形图的配合程度可侧面反映患者配戴角膜塑形镜的配合程度，如果当 Placido 锥靠近眼球时患者便躲避，或者全程难以睁眼，可想而知配戴角膜塑形镜也会有很大难度，应做好充分沟通后再行尝试或者放弃。

东亚儿童中约有 1/2 有内眦赘皮，甚至有睑内翻倒睫，这部分孩子睑裂狭小，难以充分暴露睑裂做出高质量的地形图。此时需要注意，测量时患者不能用下颌靠前的"仰头"姿势（图 1-0-25A），否则下方的 Placido 环容易被下眼睑或睫毛遮挡，导致图像采集不全（图 1-0-25C）；而应该下颌内收直立，微微转脸 15°，将被测眼正对 Placido 锥（图 1-0-25B），这样可以避开下眼睑或睫毛，采集到相对完整的角膜地形图（图 1-0-25D）。如果这样还无法暴露睑裂高度至 8mm，测量者应在患者上下眶缘部位按住眼睑尝试轻轻撑开。注意，手指切勿碰及患者眼球，否则可能会诱导出明显的角膜散光。

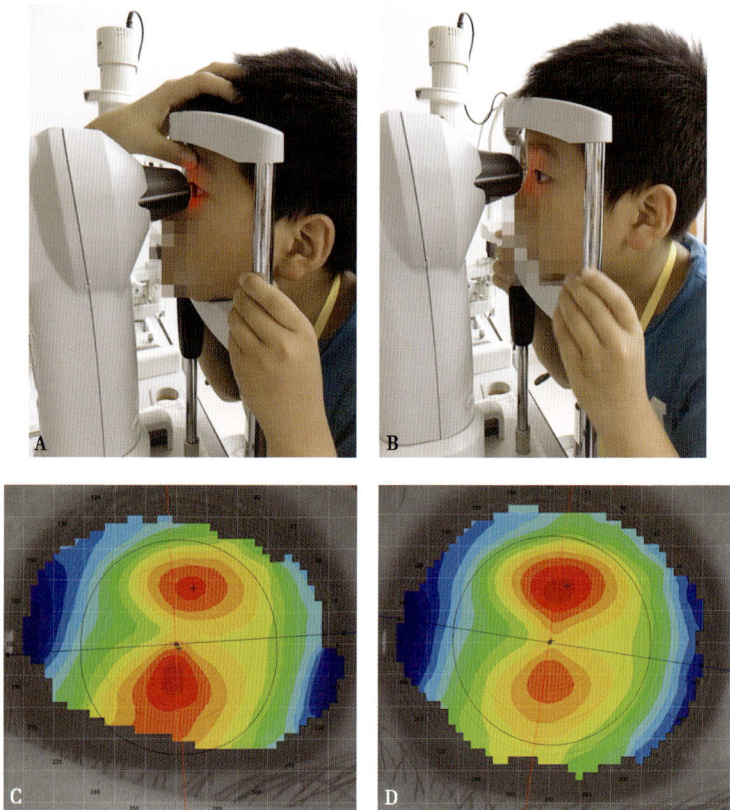

图 1-0-25　采集角膜地形图

A. 患者的下巴过于前倾；B. 患者下巴略收；C. 下眼睑及睫毛遮挡下方的 Placido 环，导致图像采集不全；D. 采集到完整的角膜地形图。

　　如在测量时发现患者有明显的 Kappa 角，应进行人为校正。正 Kappa 角（最常见）的校正方法为叮嘱患者注视前方指示灯鼻侧的第一个或第二个 Placido 环，直到 Placido 环最外圈与角膜呈同心圆，最外圈 Placido 环与水平向角膜缘的距离相近。图 1-0-26 示基线测量时 Kappa 角校正前后的 Placido 环图像与角膜地形图，可知由于 Kappa 角的存在使地形图看上去呈鼻颞侧不对称（图 1-0-26A、B），其实如果以角膜几何学顶点（而不是注视顶点）为参照，角膜鼻颞侧对称性良好（图 1-0-26C、D）。

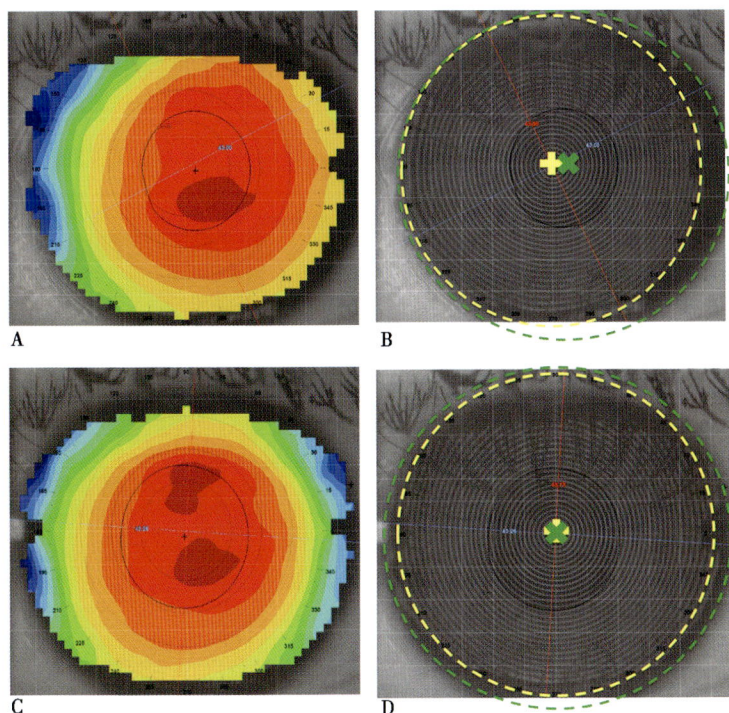

图 1-0-26 Kappa 角对角膜地形图的影响

A. 校正 Kappa 角前显示角膜鼻颞侧不对称；B. Kappa 角导致角膜地形图采集顶点（黄色虚线的圆心、黄色十字）与角膜几何学顶点（绿色虚线的圆心、绿色交叉）不一致；C. 校正 Kappa 角后显示角膜鼻颞侧对称；D. 此时角膜地形图采集顶点与角膜几何学顶点重合。

（2）测量后分析：在角膜塑形术中基线地形图最为重要。高质量的基线地形图为验配师带来更高的首片镜片成功率，也是所有基于角膜地形图直接进行软件定制（免试戴）验配法成功的关键。在获得 4 张以上的基线地形图后，应对地形图进行可重复性分析。以 Medmont 地形图为例，选择 4 张地形图进行分析，系统会自动计算这 4 张地形图角膜顶点曲率的均值与标准差。当标准差小于 0.05 时，说明这 4 张图可重复较好，可以选择任意一张泪膜质量最好的图作为基线。如果这 4 张图标准差大于 0.05（图 1-0-27），则需要重新测量至少 4 次，如此往复直到获得可重复性好的图为止，才能设为角膜塑形术的基线图。

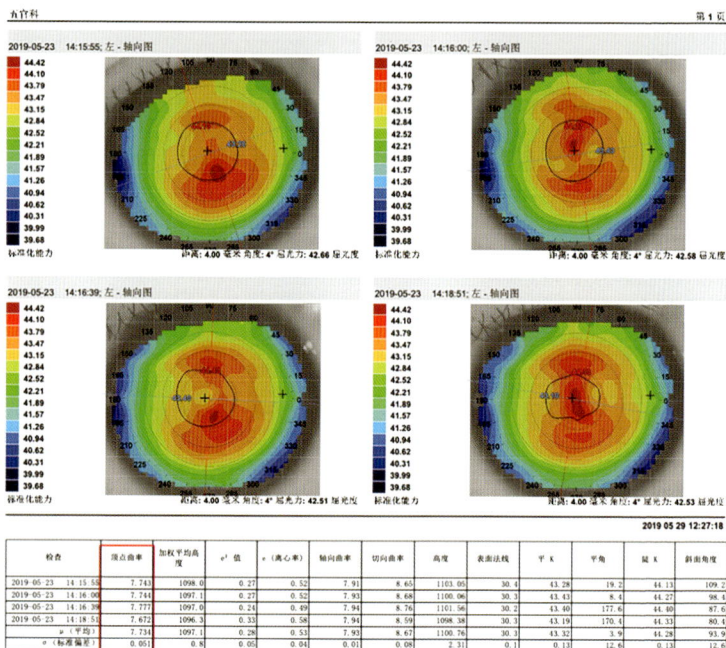

图 1-0-27 基线角膜地形图测量重复性不佳

　　泪膜质量是影响角膜地形图采集的最关键因素，高质量、可重复的角膜地形图往往需要患者的泪膜破裂时间（BUT）在 5 秒以上，而这也是角膜塑形术的基本要求。如果同一只眼前后采集的图像非常不一致，则需要考虑重新检查该患者的眼表状况，包括睫毛、睑缘、睑板腺、睑结膜、球结膜、泪膜和角膜，判断是否适合角膜塑形术。采集角膜地形图是检验眼表健康的绝佳机会，对角膜塑形术的可行性有重要提示作用。

　　在根据角膜地形图选择试戴片参数之前，需要关注其参数的准确性，尤其是角膜屈光力（K 值）的准确性。可靠的角膜地形图平坦子午线角膜屈光力（FK）应该与角膜曲率计测得的 FK 值相差小于 0.25D。如在连续 3 例以上的患者发现两者相差大于 0.50D，提示其中至少一种设备有误，需及时用模型眼校准设备。正常使用情况下，角膜地形图仪需每 3～6 个月校准和维护一次，以保持其最佳使用状态。由于基线地形图极其重要，需要定期备份。

六、不适合塑形的角膜

1. 不对称角膜　我们的前期研究发现，角膜塑形镜的定位与原始角膜对称性高度相关。图 1-0-28 分别示边 - 边散光与中心散光角膜形态，两者都表现出优异的折叠对称性，是角膜塑形术的最佳适应证，除此之外的角膜都表现出不同程度的不对称性。作者前期的研究结果表明，角膜塑形镜会倾向定位于角膜较陡、高度较低的部位。大多数角膜的颞下方最陡、高度最低，因此角膜塑形镜也最容易向颞下方偏位，平均偏心 0.72mm±0.26mm[6]。

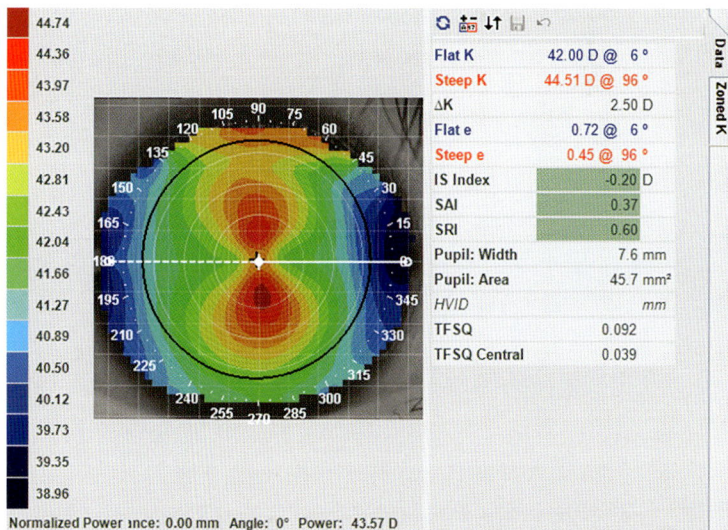

Flat K	42.00 D @ 6°
Steep K	44.51 D @ 96°
ΔK	2.50 D
Flat e	0.72 @ 6°
Steep e	0.45 @ 96°
IS Index	-0.20 D
SAI	0.37
SRI	0.60
Pupil: Width	7.6 mm
Pupil: Area	45.7 mm²
HVID	mm
TFSQ	0.092
TFSQ Central	0.039

Normalized Power ince: 0.00 mm Angle: 0° Power: 43.57 D

A

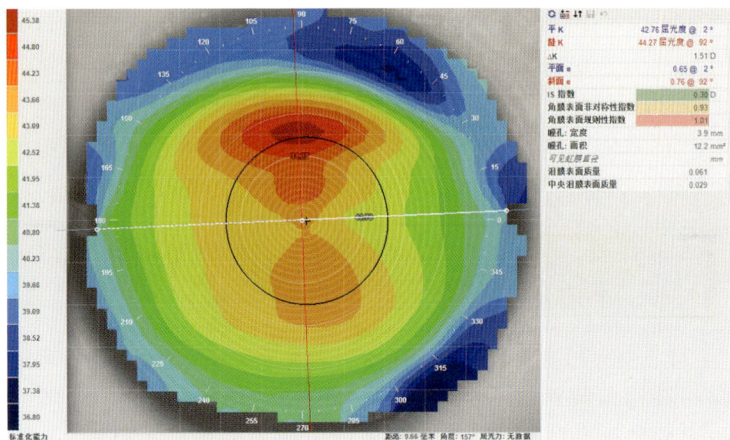

B

图 1-0-28　两种不同的角膜散光形态，角膜沿两条主子午线均呈现良好的折叠对称性

A. 边 - 边散光；B. 中心散光。

　　如角膜在一条主子午线上折叠对称，在另一条主子午线上显示不对称，角膜塑形镜稳定的可能性尚比较大，往往表现为中心定位或临床可接受的偏心（图 1-0-29）。如角膜在两条主子午线上均不对称，即没有明显的对称轴，此时不管是适配球面还是环曲镜片，镜片着陆点所对应的角膜曲率和高度值均不一致，则镜片定位难以稳定容易发生偏位。图 1-0-30 示典型的极不对称角膜，验配角膜塑形镜应尽量避开这类角膜。

　　2. 低 e 值角膜　　角膜偏心率（eccentricity，e 值）是将角膜形态拟合成椭圆之后，反映角膜从中央到周边逐渐变平的趋势速度。对于两个顶点曲率相同的角膜，e 值越大的角膜周边曲率越平（更接近抛物线），e 值越小的角膜周边曲率越陡（更接近球面）。角膜地形图上显示的 e 值和测量范围有关，由于角膜呈中央陡、周边平的非球面，在同一角膜上测量范围越大则 e 值越高。

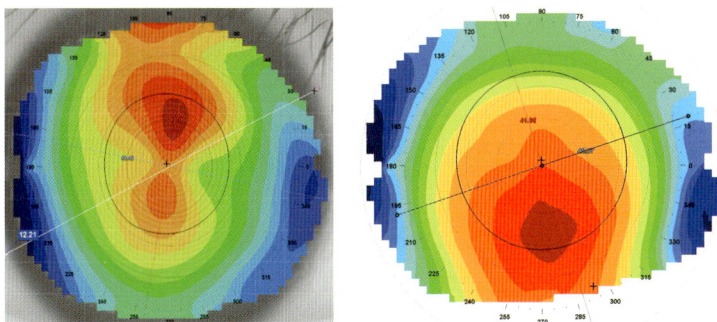

图 1-0-29 角膜沿其中一条主子午线(垂直)折叠对称,在另一主子午线上(水平)不对称,这类角膜可以通过试戴决定是否订片

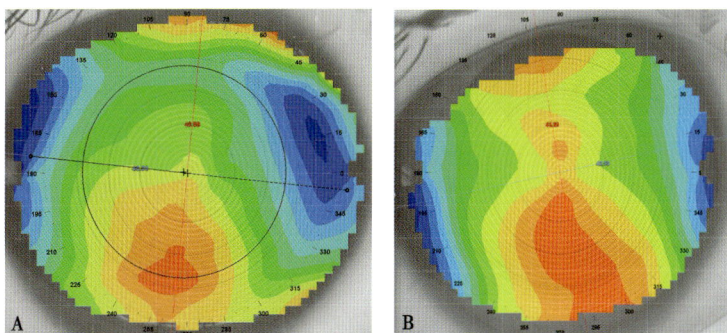

图 1-0-30 不适合塑形的角膜地形图

A. 沿其中一条主子午线对称性极差;B. 沿两条主子午线均不对称的角膜。

大多数正常角膜的 8mm 范围平均 e 值在 0.4～0.7 之间,市面上大多数角膜塑形镜是适合这个 e 值范围内的正常角膜进行塑形的。不同镜片设计对于这个正常范围内 e 值偏高或偏低的情况塑形效果有各自的优劣势,但超过这个正常范围都不是角膜塑形术的最佳适应证。John Mountford 早期的观点认为,塑形的目标是将长椭圆(prolate)的角膜塑形成球面,因此得到 $\Delta D=\Delta e/0.21$ 的回归公式,即塑形后屈光度改变与 e 值改变呈正相关[7]。

根据 John Mountford 的公式，e 值为 0.63 的角膜其塑形潜力是 3.0D。实践证明这条公式低估了屈光度的改变量，是因为塑形的实际终点不是球面，而是扁椭圆（oblate）的角膜。但这条公式的逻辑仍然是正确的，即 e 值越低角膜的塑形潜力越差（图 1-0-31）。水平 e 值低于 0.45 或者平均 e 值低于 0.40 是塑形的相对禁区，此时对 −3.0D 或更高的近视度数进行角膜塑形要充分告知欠矫的可能性，对 −5.0D 或更高的近视度数则应放弃塑形治疗。

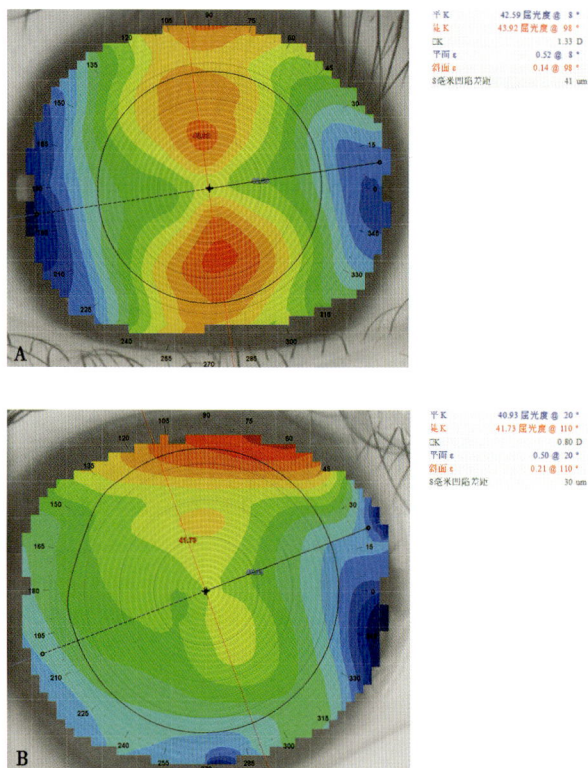

图 1-0-31　低 e 值、不适合塑形的角膜

A. 对称边 - 边散光但垂直方向 e 值低；B. 同时表现为不对称和低 e 值。

3．角膜缘异常　正常角膜直径（水平可见虹膜直径，HVID）在 11.0～13.0mm 之间，大多数镜片可定制的直径范围在 10.0～12.0mm 之间，因此偏离该正常直径范围的角膜应谨慎进行塑形治疗。正常角膜的水平直径比垂直直径大约 1.0mm，但某些患者的上方角膜缘有血管翳长入透明角膜（图 1-0-32A），导致地形图上方显示为变陡区域（图 1-0-32B）。配戴角膜塑形镜后水平向镜片直径尚可，但上方镜片已跨越角膜缘，容易导致镜片发生偏位、嵌顿甚至角膜损伤。如此时经过两次以上试戴不同参数的镜片均发生偏位与嵌顿，提示该角膜不适合塑形；如试戴时镜片居中定位尚可，配戴半小时以上仍活动良好，睡眠测试后角膜地形图呈居中定位，角膜上皮健康，则可以尝试订片。

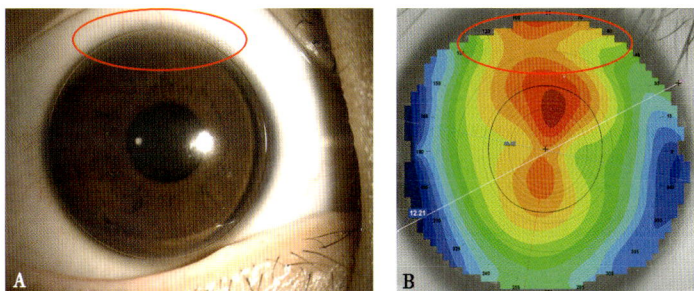

图 1-0-32　可能会影响镜片定位与塑形效果的情况
A. 上方角膜缘血管翳；B. 在角膜地形图上的表现。

4．圆锥角膜　任何程度与类型的圆锥角膜都是角膜塑形术的禁忌证。

临床期圆锥角膜多伴有明显的、不对称的散光，容易导致镜片偏位、嵌顿与角膜损伤（图 1-0-33）。即使是对称性很好、仅表现为中心突起的乳头状圆锥（nipple cone）也不适合塑形，因为这种角膜往往表现为中央曲率很陡、中周部很平的形态。因为 e 值超高容易发生镜片与角膜顶点接触、周边部镜片边翘极窄而嵌顿，两种都是导致角膜上皮损伤的高危因素。

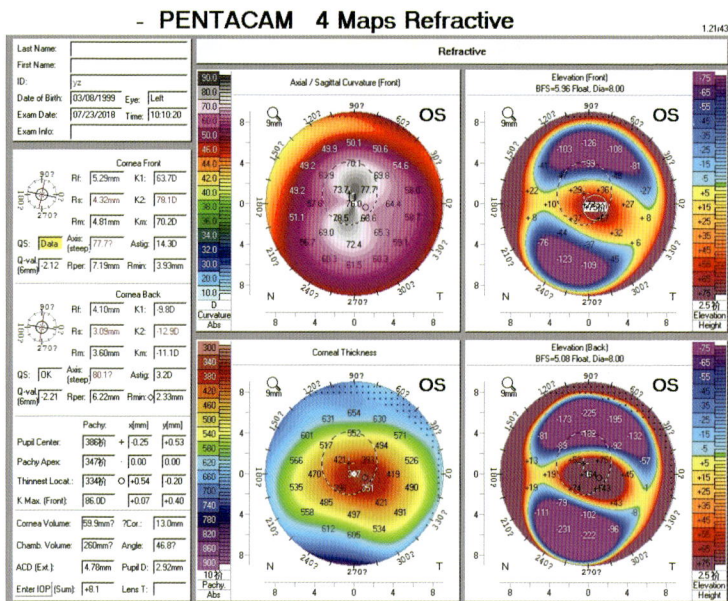

图 1-0-33 Pentacam 眼前节全景仪示圆锥角膜，为角膜塑形术禁忌证

亚临床期圆锥角膜的前表面形态未必是异常的（图 1-0-34），但圆锥角膜患者泪液中的炎症因子偏高，提示圆锥角膜的发生和发展可能与眼表炎症反应相关。而角膜塑形镜片过夜配戴可能会加重炎症反应，因此有促进圆锥角膜进展的潜在风险（无文献支持，仅理论推测）。此外，正因为圆锥角膜进展与角膜塑形术的因果关系无法明辨，会导致潜在的医患纠纷，因此如果用眼前节全景仪等精密影像学手段诊断为亚临床期圆锥角膜的患者，应充分沟通尽量避免角膜塑形术。

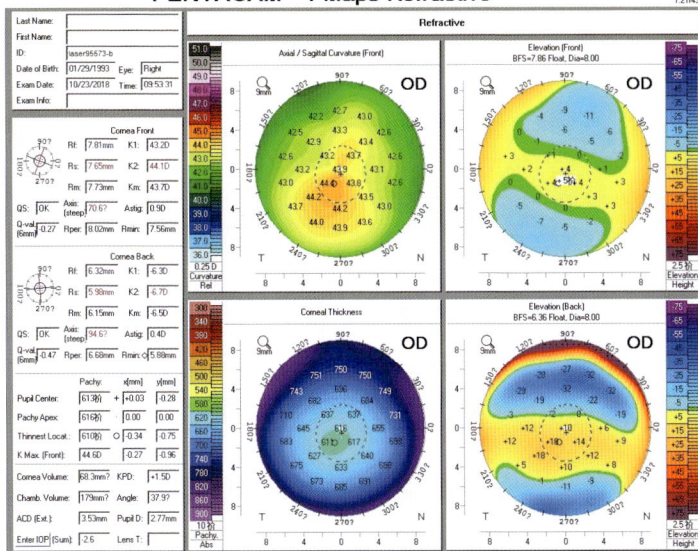

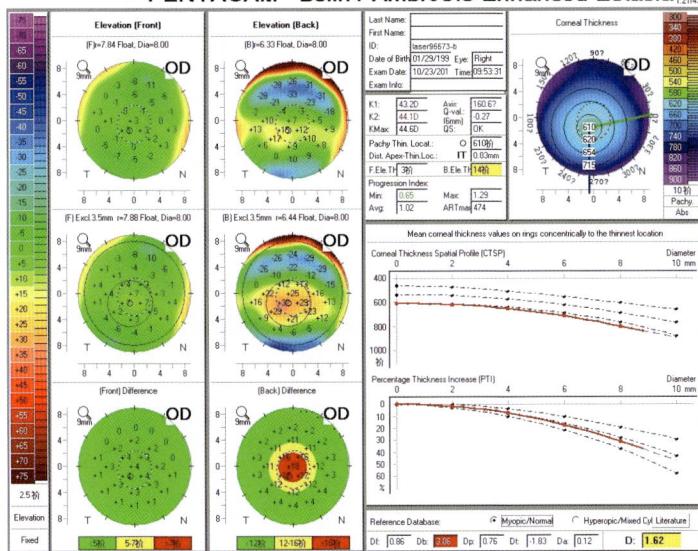

图 1-0-34 Pentacam 眼前节全景仪前后表面对比结合 Belin 曲线提示亚临床圆锥角膜

七、首片试戴片的选择

在角膜塑形镜试戴片验配法的众多步骤中，首片试戴片的选择至关重要。合适的首片试戴片有利于减轻患者焦虑、增强医患信任、减少试戴次数、降低角膜损伤风险。首片试戴片的成功率不仅取决于验配者对角膜各维度参数包括角膜直径、散光、e 值、对称性等的理解，还要在此基础上嵌入验配者对镜片几何学结构的认识。

1. 镜片直径 镜片直径是验配所有角膜接触镜（包括角膜塑形镜）的最重要参数。角膜塑形镜直径的选择要满足以下几点：①动态配适镜片可活动，保证良好的泪液交换；②静态配适镜片定位居中；③塑形后光学区居中或轻度偏位；④塑形力达到要求。只要满足以上几点，理论上镜片直径都属于可接受范围，但临床上一般要求镜片总直径（TD）和水平可见虹膜直径（HVID）满足 TD=HVID-（0.9±0.3）的关系，即镜片直径比角膜直径小 0.6～1.2mm。

一般来讲，e 值更高的镜片（如 AC_2 和 PC 区更平坦）比 e 值更低的镜片（如 AC_2 和 PC 区更陡峭）需要更大的镜片直径，定位区切线设计的镜片（如 CRT 设计镜片）比定位区弧形设计的镜片（如大多数 VST 设计镜片）需要更大的镜片直径。即使对同一个角膜进行塑形，最理想的镜片直径也因镜片设计不同而不同。镜片直径过小最常见的问题是塑形力不良与偏位，直径过大最常见的问题是镜片吸附与角膜损伤。

2. 环曲设计 对称的边 - 边散光角膜在两条主子午线上会存在明显的高度差。一般来说，8～9mm 弦长范围是角膜塑形镜着陆点，此处的高度差如超过 30μm，则镜片需要后表面定位区的环曲（双矢高）设计辅助镜片定位，否则会出现高度较低的子午线方向（如顺规散光的垂直方向）镜片定位区与角膜存在空隙（图 1-0-35），导致镜片无法在定位区 360° 均匀着陆，此时角膜顶点与镜片接触导致镜片矢高过低，容易发生角膜上皮损伤、镜片偏位、塑形力不均匀。

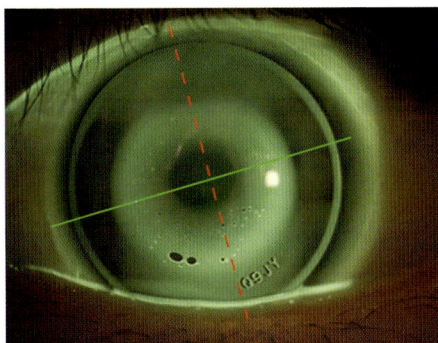

图 1-0-35　边 - 边顺规散光角膜配戴球面镜片的静态荧光配适，水平方向定位区着陆均匀(绿色实线)，垂直方向定位区与角膜存在空隙，导致泪液充盈与逃逸(红色虚线)

当角膜地形图 8～9mm 弦长范围平均高度差为 40μm 以上时，毫无疑问要使用环曲设计镜片。当高度差为 30μm 左右、角膜散光为 1.00～1.50D 的临界值时 (图 1-0-36)，以下几点提示要考虑使用环曲设计镜片：①试戴球面设计镜片时，在动态配适评估的任何时间出现垂直向的泪液逃逸 (图 1-0-37)；②此时再试戴同一曲率半径 AC 区的环曲设计镜片，镜片活动度更小，垂直向的泪液逃逸明显减少，360° 定位区封闭 (图 1-0-38)。在

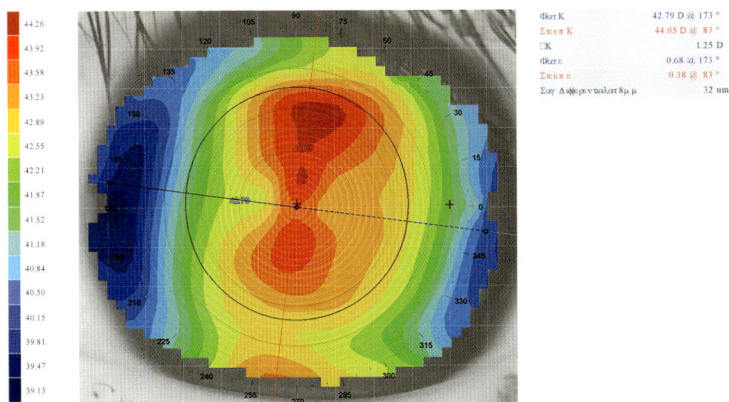

图 1-0-36　轴向图示角膜散光大小、宽度、8mm 弦长高度差处于使用环曲镜片的临界值

情况②中可能会出现轻度"拱顶"现象，提示该环曲镜片矢高过高，订片时需要降低环曲量或放平AC区。

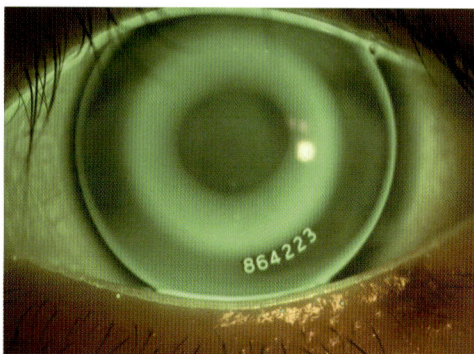

图 1-0-37 静态荧光配适示定位区垂直向的泪液逃逸，提示环曲量不足

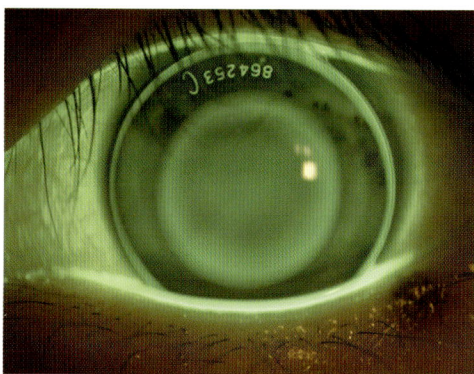

图 1-0-38 该患者更换环曲镜片后 AC 区 360° 均匀着陆，镜下泪液封闭无逃逸

3. AC区曲率 镜片AC区曲率的选择与角膜 e 值（默认8mm弦长范围）最相关。e 值越高则角膜周边部越平坦，当平均 e 值大于 0.6 时需要在 FK 的基础上放平镜片 AC 区；e 值越低则角膜周边部越陡峭，当平均 e 值小于 0.4 时需要在 FK 的基础上收紧镜片 AC 区。当角膜平均 e 值在 0.4～0.6 之间时，大

多数镜片可以选择 FK 作为首片试戴片的 AC 区曲率，然后在此基础上再根据静态与动态配适进行调整或订片。

当角膜平均 e 值大于 0.6 时，如何根据 e 值选择首片试戴片的 AC 区曲率？可参照以下公式：$AC=FK-0.25\times(e-0.55)/0.05$。例如，当 FK 为 43.00D、平均 e 值为 0.7 时，首片试戴片的 AC 区曲率应为 42.25D，但也与镜片设计有关，对同一个角膜进行塑形，不同镜片的 AC 区曲率选择会不一样。根据此公式，遇到高 e 值角膜时 AC 区曲率应多放平一些，但根据镜片设计不同也可以选择 42.00D 或 42.50D 作为首片试戴片的 AC 区曲率，然后再根据试戴的荧光配适评估进行调整。针对同样的 FK 和 e 值，相较球面设计镜片而言，使用环曲设计镜片时 AC 区要适当放松。

八、个性化软件验配

基于矢高验配的角膜塑形镜有多种验配方法，试戴片法和个性化软件定制法均为主流方法。试戴片法的实质是用试戴片去试探和匹配角膜矢高，直到找到合适的镜片矢高再进行订片（图 1-0-39A）。软件定制法是将一个镜片定制软件植入角膜地形图软件，根据角膜地形图换算出角膜矢高，直接定制一片匹配角膜矢高的镜片（图 1-0-39B）。

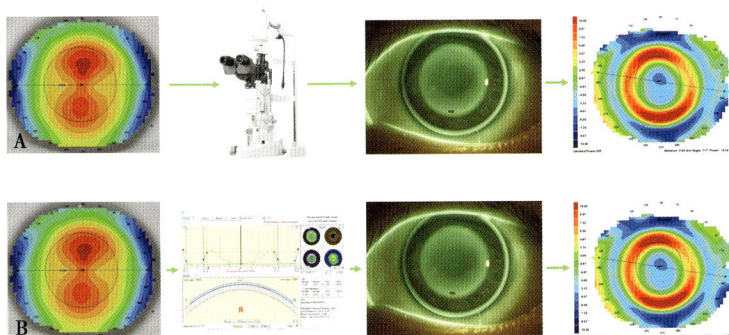

图 1-0-39　两种验配流程

A. 试戴片法，由验配者通过试戴决定镜片参数；B. 软件定制法，通过软件直接定制镜片参数（免试戴）。

试戴片法和软件定制法各有其优缺点。试戴片法的初次验配时间长，对验配医生的经验要求高，学习曲线长，且受到试戴片品牌、规格、参数组合的影响，试戴片保有成本高，需要定期消毒。但试戴可以让患者体验到配戴镜片的真实感受，有利于医患沟通，同时也让验配医生在早期熟悉一种镜片设计时有感性认识。软件定制法则相反，对医生的验配经验几乎没有要求，也省去大量的验配时间，减少试戴的潜在隐患（如交叉感染）。但恰恰是因为软件代替了医生进行思考，会使医生在处理问题方面缺乏经验，在调整镜片参数上处于被动，不利于学习成长。

两种验配方法的成功率均在80%～95%之间。试戴片法取决于医生验配经验和镜片设计优劣；软件定制法取决于角膜地形图测量的准确性、软件的智能化程度、所基于大样本数据的算法以及所使用镜片设计的优劣。要在角膜塑形术的专业道路上不断精进，建议两者结合。

参考文献

1. JESSEN G N. Orthofocus techniques. Contacto，1962，6（7）：200-204.

2. JESSEN G N. Contact lenses as a therapeutic device. Am J Optom Arch Am Acad Optom，1964，41：429-435.

3. WLODYGA R J，BRYLA C. Corneal molding：the easy way. Contact Lens Spectrum，1989，4（8）：58-65.

4. HARRIS D H，STOYAN N. A new approach to orthokeratology. Contact Lens Spectrum，1992，7（4）：37-39.

5. CHOO J D，CAROLINE P J，Harlin DD，et al. Morphologic changes in cat epithelium following continuous wear of orthokeratology lenses：a pilot study. Cont Lens Anterior Eye，2008，31（1）：29-37.

6. CHEN Z，XUE F，ZHOU J，et al. Prediction of orthokeratology lens decentration with corneal elevation. Optom Vis Sci，2017，94（9）：903-907.

7. MOUNTFORD J，PESUDOVS K. An analysis of the astigmatic changes induced by accelerated orthokeratology. Clin Exp Optom，2002，85（5）：284-293.

第二章

VST 角膜塑形镜验配经典案例解析

案例一 球面设计角膜塑形镜的验配

【摘要】

一位 13 岁的男孩，因低度近视矫正视力的需求验配角膜塑形镜。由于该患者角膜高度对称、e 值适中，很快成功配适了球面设计的角膜塑形镜。这个案例提示我们：①根据角膜地形图鉴别角膜塑形的可行性，挑选合适的角膜进行塑形是成功的第一步；②选择角膜塑形镜参数的思路依次是镜片品牌（VST 或 CRT）—镜片设计（球面或环曲）—直径—控制矢高参数（AC 区曲率、RZD/LZA 及环曲量）。

【案例汇报】

一般而言，只有与角膜平行配适的硬性透气性角膜接触镜（RGPCL）可能做到光学区内球面设计，所有反几何设计的角膜塑形镜都是非球面的，因其曲率从中央到周边会发生变化。球面设计的角膜塑形镜标准术语应为旋转对称设计的角膜塑形镜，因其四个弧区均为旋转对称而得名，与折叠对称的"环曲设计"相对应。为便于理解，本书中统称旋转对称设计为球面设计，或球面镜片，与环曲设计镜片相对应。本案例是一例无明显散光、高度对称、e 值正常的角膜，拟通过该案例展示球面镜片配适时首片试戴片的选择思路。

患者男性，13 岁，因白天矫正视力需要验配角膜塑形镜。该患者近视度数稳定，没有活动性眼部疾病史、手术史和外伤史，没有全身疾病史。他的基础眼球参数和首片试戴片参数见表 2-1-1。双眼基线轴向图和高度图见图 2-1-1 和图 2-1-2。

表 2-1-1　双眼基线参数

检查项目	右眼	左眼
屈光度	−1.00DS=1.2	−1.00DS=1.2
HVID/mm	12.0	12.0
e 值	0.68/0.61	0.67/0.69
FK/SK	43.25D/44.25D	43.00D/43.50D
8mm 平均高度差 /μm	12	9
首片试戴片参数	VST 42.75/−3.00/11.0	VST 42.50/−3.00/11.0

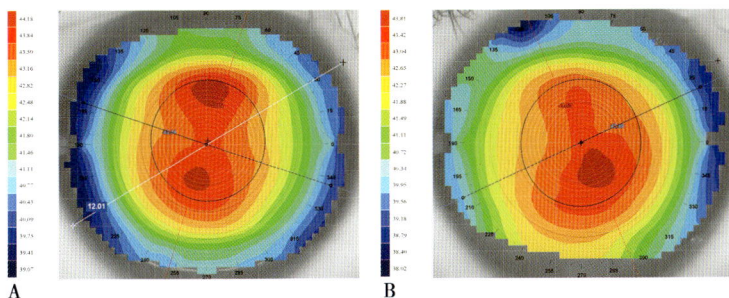

图 2-1-1　配戴角膜塑形镜前双眼轴向图
A. 右眼；B. 左眼。

【验配过程】

1. 角膜地形图解读　双眼角膜屈光力分布均匀，散光总体对称且宽度不宽，双眼的中心角膜散光分别为 0.99D 和 0.62D。8mm 弦长平均高度差分别为 12μm 和 9μm。

2. 验配思路　患者为青少年，睡眠作息规律，且近视度数很低，角膜匀称，是配戴角膜塑形镜的理想人选。

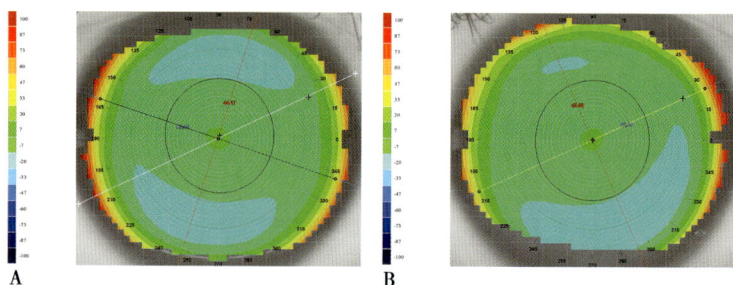

图 2-1-2 配戴角膜塑形镜前双眼高度图
A. 右眼；B. 左眼。

3. 选片思路

（1）镜片直径：HVID=12.0mm，首选的 VST 镜片直径为 11.0mm；

（2）是否环曲设计：8mm 弦长角膜高度差不超过 30μm，首选球面设计；

（3）AC 区曲率：根据 AC=FK−0.25×(e−0.55)/0.05 计算，AC=42.75D（OD）和 42.50D（OS）。

4. 试戴一

OD：VST 42.75/−3.00/11.0（图 2-1-3A）；

OS：VST 42.50/−3.00/11.0（图 2-1-3B）。

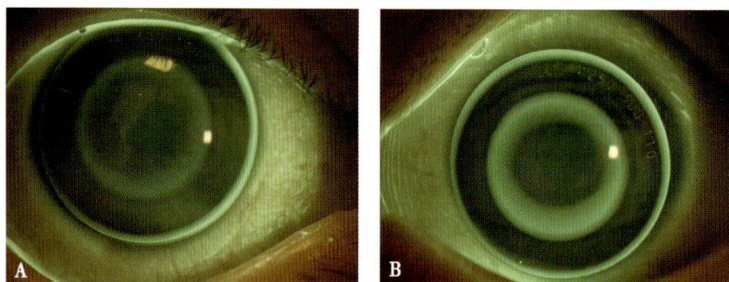

图 2-1-3 双眼第一次试戴，荧光素滴入后 10 秒钟观察，可见镜片直径能完全覆盖角膜，360°边翘可见，定位区封闭良好，双眼基弧区、反转区与定位区界线分明

A. 右眼；B. 左眼。

5. 试戴结果解读　双眼试戴片定位、活动度、覆盖度、荧光配适均理想，可以考虑订片。订片参数：单反转弧 VST OD 43.25/−1.00/11.0 AC42.75；OS 43.00/−1.00/11.0 AC42.50。

6. 第 1 天复查　双眼均呈理想的靶眼征（bull's-eye），反转区离焦环封闭，治疗区内塑形力均匀，提示镜片配适理想（图 2-1-4）。

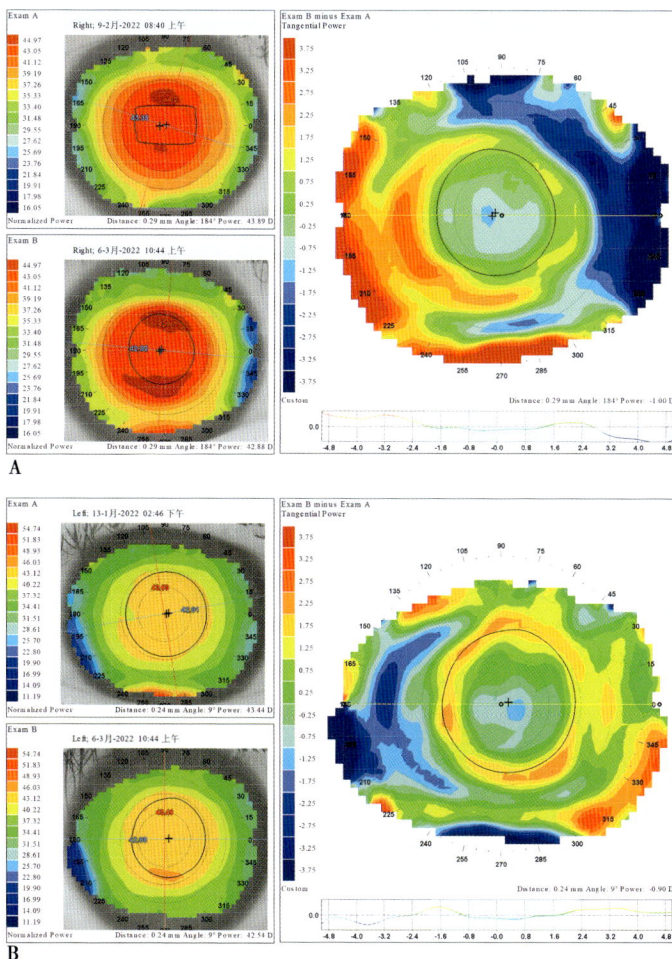

图 2-1-4　双眼戴镜 1 晚复查切向差异图，可见双眼反转区封闭，镜片呈中心定位，治疗区内塑形力均匀，呈现理想的靶眼征

A. 右眼；B. 左眼。

【讨论】

1. 荧光配适的观察顺序　角膜塑形镜的荧光配适评估最优化顺序为从周边到中央。先观察 360° 边翘看镜片边翘是否足够，泪液交换是否充足，判断镜片直径是否合适；然后观察定位区是否均匀着陆，是否有垂直向的泪液逃逸，判断 AC 区曲率是否合适以及是否需要环曲设计；最后再观察基弧区，是有薄薄的镜下泪液层，还是镜片贴附角膜顶点，抑或拱顶，判断镜片有效矢高的高低。

2. 镜片直径选择　镜片直径的选择与 HVID 最为相关，HVID 的测量直接关乎镜片直径选择的正确性。由于某些角膜地形图仪（如 Medmont 地形图）无法直接测量水平向的可见虹膜直径，可用斜向的可见虹膜直径代替。如图 2-1-5 所示，可在 30° 和 150° 两条子午线上测量后取平均值作为 HVID。对于同一个角膜，不同验配者测量出的 HVID 有显著差异，是因为角膜缘为约 1mm 宽的灰色带，而大家对"可见虹膜"有各自不同的定义与理解。因此，对于基线地形图中 HVID 的测量验配者尽量自己做，以提高准确性和可重复性。

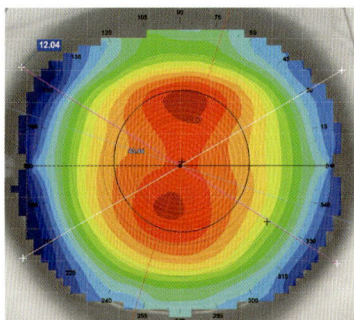

图 2-1-5　在角膜地形图上测量 HVID

对于大多数 VST 镜片来说，最理想的首片试戴片直径为 TD=HVID-1mm。本例中患者 HVID 约为 12.0mm，因此选择 11.0mm 作为首片试戴片的直径。如此时镜片边缘超过角膜缘、边翘极窄、镜片活动度小甚至不动，提示镜片直径过大，应结合 HVID 试戴或定制直径更小的镜片；如此时镜片 360° 边翘完整可见，但镜片边缘离角膜缘还有一段距离（比如两倍的边翘宽度），同时镜片的活动度偏大且不稳定，提示镜片直径过小，应结合 HVID 试戴或定制直径更大的镜片。

3. 镜片 AC 区曲率选择　镜片 A 区曲率的选择与角膜 e 值最为相关，但不同镜片设计由于其本身的 e 值不同，在选择 AC 区曲率时也略有不同。在默认情况下，改变镜片 AC 区通常指的是改变 AC_1，不改变 AC_2，即仅改变镜片的整体"夹角"或着陆角度，不改变镜片的非球面系数（e 值）。以欧几里德镜片为例，默认 AC_1 与 AC_2 差值为 1.5D，周边弧曲率半径为 11.5mm。将 AC_1 收紧或放松 0.5D，意味着 AC_2 也会同步收紧或放松 0.5D，除非特殊标注（比如欧几里德 Advance 系列），否则无法处理角膜 e 值很低（比如低于 0.3）或 e 值很高（比如高于 0.8）的塑形问题。

增加镜片直径时是否要同步调整 AC 区曲率？这主要取决于镜片周边部设计。镜片周边部非球面度越高（e 值越高），周边越平坦，镜片直径增加对有效矢高的影响越小，越不需要调整 AC 区曲率。相反，镜片周边部非球面度越低（e 值越低），周边越陡峭，镜片直径增加越有可能增加有效矢高，此时需要降低 AC 区曲率补偿矢高的增加，使镜片回到合理的矢高和边翘。欧几里德镜片的 e 值较高，增加直径时一般不用调整 AC 区曲率。

4. 试戴片组合的建议　试戴片组合的原则是互补与齐全。互补是指不同镜片类型之间的组合互补，比如 CRT 和 VST 的组合，或者 e 值较高与 e 值较低镜片的组合。齐全是指某一品牌镜片的试戴片参数齐全，而非镜片品牌齐全。如要快速掌握某种品牌镜片的验配，建议短期内只选用这一种品牌镜片进行大量验配，并努力补齐这一种品牌镜片的不同规格试戴片参数。例如，搭配这种品牌镜片下不同直径（10.2mm/10.6mm/11.0mm）、降幅（-3.00D/-5.00D）、AC 区曲率（39.00～46.00D，每 0.25D 一个步长、环曲量（1.00D/1.50D）的试戴片，可以使学习曲线缩到最短。由于镜片品牌之间设计存在差别，即使标签参数一样的镜片配适也可能有所差异，因此不要尝试将不同直径、AC区曲率、环曲设计的参数分配到不同品牌镜片的试戴片中（比如 A 镜片只有 10.6mm 直径的球面镜片，B 镜片只有 11.0mm 直径的环曲镜片，C 镜片只有 10.2mm 直径的球面镜片）。

我院在最近 8 000 余例的 VST 镜片验配中使用参数的范围与平均值见表 2-1-2，可作为试戴片准备的重要参考。

表 2-1-2　复旦大学附属眼耳鼻喉科医院接触镜门诊 2018—2022 年部分角膜塑形镜配镜参数

订片参数	平均值	范围
FK/D	42.54	38.50～47.25
屈光度 /D	−3.25	−5.00～−0.75
直径 /mm	10.8	9.8～11.6
环曲量 /D	1.47	0.75～3.00
AC 曲率 /D	41.98	38.50～47.25

【结论】

1. 对称性和 e 值是角膜塑形术的首要考量，屈光度和 FK 其次。

2. 8mm 弦长角膜高度差小于 30μm 是球面镜片的最佳适应证。

3. 选择角膜塑形镜参数的思路依次是镜片品牌（VST 或 CRT）—镜片设计（球面或环曲）—直径—控制矢高参数（AC 区曲率、RZD/LZA 及环曲量）。

案例二　环曲镜片的使用适应证

【摘要】

一位 12 岁女孩因控制近视需要验配角膜塑形镜，由于角

膜呈现对称的边 - 边散光形态，角膜 8mm 弦长平均高度差大于 30μm，故首选环曲设计镜片进行试戴。通过试戴两片 AC 区曲率不同、但环曲量和直径相同的试戴片，对比荧光配适形态，得到理想的镜片参数并进行订片。这个案例提示我们：①角膜对称的边 - 边散光形态是验配环曲设计角膜塑形镜的最佳适应证；②角膜 8mm 弦长平均高度差大于 30μm 时，应首选环曲设计镜片进行试戴；③对镜片矢高的判断最重要的线索为 BC 区荧光配适，其次才是 AC 区荧光配适，当两者出现矛盾时前者的线索更可靠。

【案例汇报】

在环曲设计镜片发明之前，角膜边 - 边大散光是角膜塑形术的禁忌证。边 - 边散光的角膜配戴球面镜片易发生偏位、欠矫和角膜损伤。环曲设计镜片的发明打破了该禁区，只要环曲量设计正确，高至 3.00D 边 - 边散光的角膜也可成功塑形。

环曲设计镜片的准确称谓是折叠对称设计镜片。通常我们所指的环曲设计角膜接触镜是整个前表面和 / 或后表面均为环曲设计，而现在国内使用的大多数角膜塑形镜光学区均为球面或非球面设计，仅在反转弧区和 / 或定位区使用环曲设计，因此更准确的称谓是折叠对称设计，即镜片有两条对称轴，以两条对称轴为中心轴呈折叠对称，镜片沿两条对称轴在角膜着陆点相应的高度差即镜片的"环曲量"。本案例是在前一例球面镜片适配的基础上，教授环曲镜片适配的适应证及环曲量使用的考量。

患者女性，12 岁，因控制近视需要验配角膜塑形镜。该患者在过去两年每年近视度数进展 1.00D，父母均为近视，没有活动性眼部疾病史、手术史和外伤史，没有全身疾病史。基础眼球参数和首片试戴片参数见表 2-2-1。双眼基线轴向地形图和高度图如图 2-2-1 和图 2-2-2 所示。

表 2-2-1　双眼基线参数

检查项目	右眼	左眼
屈光度	−3.75DS=1.2	−4.00DS/−0.50DC×170=1.2
HVID/mm	11.7	11.7
e 值	0.69/0.41	0.69/0.51
FK/SK	42.75D/44.25D	42.75D/44.25D
8mm 平均高度差 /μm	32	30
首片试戴片参数	VST 42.75/−3.00/10.6 T1.50	VST 42.50/−3.00/10.6 T1.50

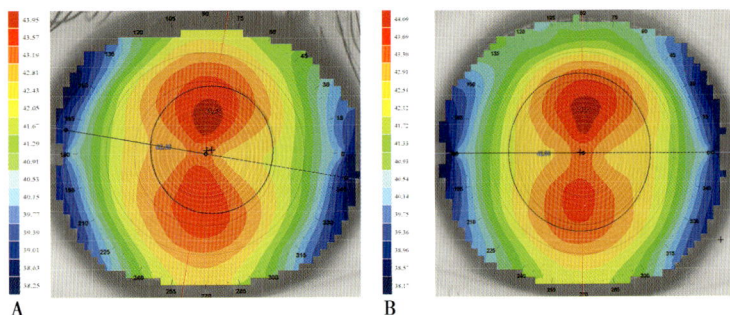

图 2-2-1　配戴角膜塑形镜前双眼轴向图
A. 右眼；B. 左眼。

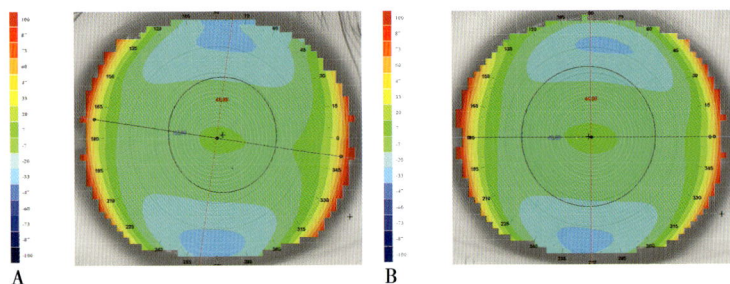

图 2-2-2　配戴角膜塑形镜前双眼高度图
A. 右眼；B. 左眼。

【验配过程】

1. 角膜地形图解读　双眼角膜屈光力分布均匀，散光总体对称宽度中等，双眼的中心角膜散光分别为 1.35D 和 1.41D。8mm 弦长平均高度差分别为 32μm 和 30μm。

2. 验配思路　患者为青少年，睡眠作息规律，虽近视度数偏高，但角膜对称性好，e 值中等，是配戴角膜塑形镜的理想人选。

3. 选片思路

（1）镜片直径：HVID=11.7mm，首选的 VST 镜片直径为 10.6mm。

（2）是否环曲设计：8mm 弦长角膜高度差超过 30μm，首选环曲设计。

（3）AC 区曲率：根据 AC=FK−0.25×(e−0.55)/0.05 计算，AC=42.75（OD）和 42.50（OS）。

4. 试戴一

OD：VST 42.75/−3.00/10.6 T1.50（图 2-2-3A）；

OS：VST 42.50/−3.00/10.6 T1.50（图 2-2-3B）。

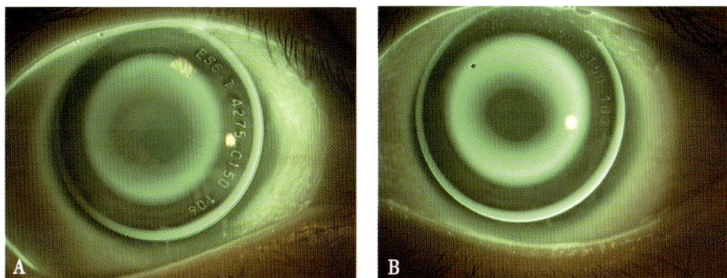

图 2-2-3　双眼第一次试戴，荧光素滴入后 10 秒钟观察
A. 右眼；B. 左眼。

试戴结果解读：双眼试戴片覆盖度均理想。右眼略颞侧偏位，活动度理想，四个弧区界线清晰，中央淡绿色荧光提示矢高理想；左眼中心定位，活动度偏大，镜片轻度旋转，反转弧区下荧光过度充盈，瞬目时镜片 BC 区接触中央角膜提示矢高偏低。

5. 试戴二

OD：VST 42.50/−3.00/10.6 T1.50（图 2-2-4A）；

OS：VST 42.75/−3.00/10.6 T1.50（图 2-2-4B）。

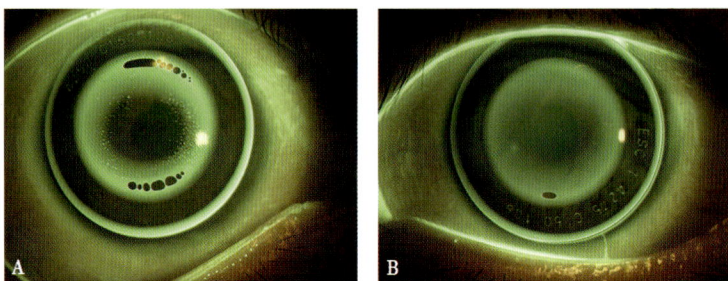

图 2-2-4 双眼第二次试戴，荧光素滴入后 10 秒观察

A. 右眼；B. 左眼。

试戴结果解读：双眼试戴片覆盖度均理想。右眼略颞侧偏位，活动度偏大，PC 区与 AC 区域配适理想，瞬目时 RC 区域有气泡进入，BC 区接触角膜提示矢高略偏低；左眼中心定位，活动度理想，镜片无旋转，BC 区镜下泪液荧光隐约可见，提示矢高略偏高。

订片参数：VST OD 42.75/−3.75/10.6 T1.50 OS 42.75/−4.25/10.6 T1.50。

6. 第 1 个月复查 双眼均呈理想的靶眼征（bull's-eye），反转区离焦环封闭，治疗区内塑形力均匀，提示镜片配适理想（图 2-2-5）。

【讨论】

1. 判断镜片矢高的线索——BC 区还是 AC 区？

前一章节已经提到，无论是何种角膜塑形镜设计，其验配的根本理念都是矢高验配。如果镜片同时出现 BC 区后表面紧紧贴附角膜顶点和 AC 区从角膜上翘起的"跷跷板"现象（见图 1-0-14），判断镜片矢高不足尚且容易。如果镜片 AC 区并未翘起，但 BC 区后表面紧紧贴附角膜，对于没有经验的验配者来说矢高会难以判断。此时应该更关注周边 AC 区是否翘起还是中央 BC 区是否贴附呢？应该是关注 BC 区是否贴附。

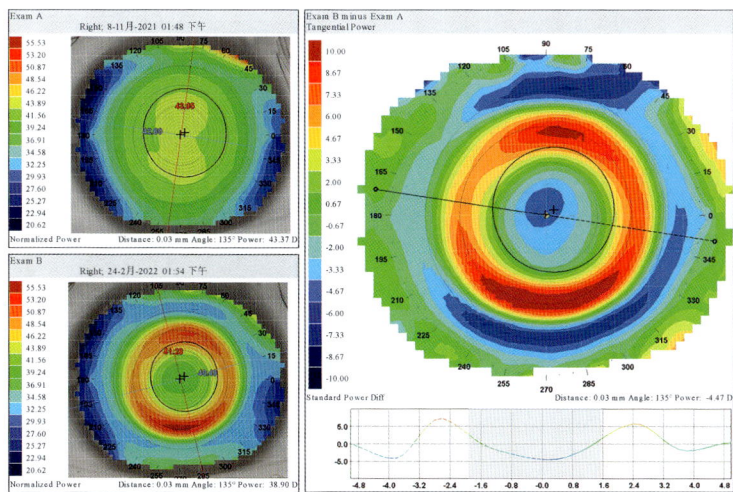

A

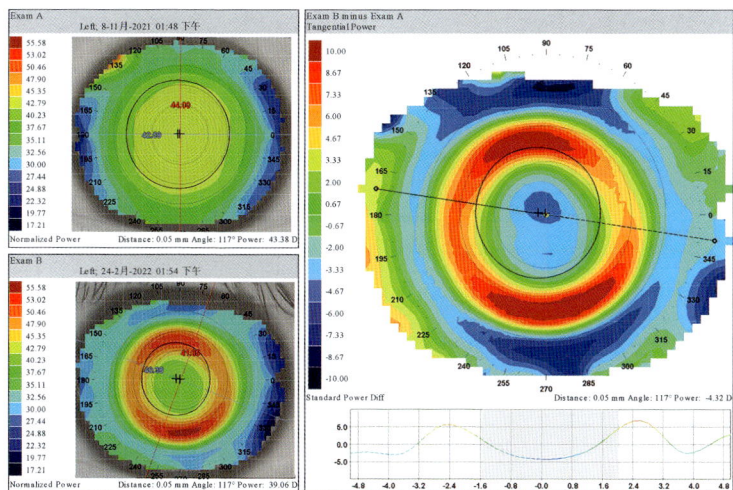

B

图 2-2-5　双眼戴镜 1 个月复查切向差异图,可见双眼反转区封闭,镜片呈中心定位,治疗区内塑形力均匀且呈典型非球面形态,呈现理想的靶眼征

A. 右眼;B. 左眼。

某些因素导致的镜片矢高不足比较容易发现,比如环曲量明显不足导致垂直方向泪液荧光逃逸。另一些因素导致的镜片矢高不足则不易发现,比如直径偏小或者RZD偏低/AC区偏平,此时受到眼睑力量、荧光素使用量、观察时机等因素影响,会容易造成误判。判断镜片矢高时应把镜片推至角膜中央,仔细观察镜片与角膜顶点的关系是属于图2-2-6A~C(A贴附,B淡荧光,C拱顶)中的哪一种。由于泪液厚度小于20μm时没有清晰的荧光显像,导致A、B两种形态难以鉴别,需要反复的比对、学习。在做出镜片矢高的判断之后,再结合镜片周边的荧光形态和地形图鉴别镜片矢高异常的原因(直径、环曲量、AC区曲率等)。

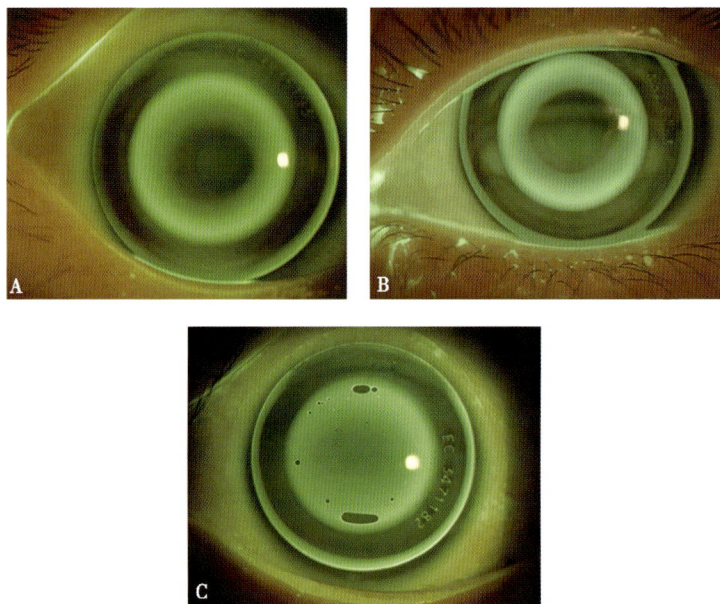

图2-2-6 荧光静态配适
A. 中央矢高过低;B. 矢高理想;C. 矢高过高。

本案例中左右眼共计四次的试戴中,镜片均未表现出周边AC区翘起、泪液逃逸或明显偏位的现象。但仔细观察,右眼第一次试戴的镜片（42.75D）中央矢高接近图2-2-6B，第二次试戴的镜片（42.50D）中央矢高接近图2-2-6A；左眼第一次试戴的镜片（42.50D）中央矢高接近图2-2-6A，第二次试戴的镜片（42.75D）中央矢高介于图2-2-6B和C之间，故最终选择42.75D作为双眼镜片的AC区曲率，获得成功配适。

2. 角膜散光类型对塑形的影响　在轴向图上，角膜散光根据宽度可大致分为边-边散光和中心散光（见图1-0-28）。但形态学分类始终是一种直观判断，是否采用环曲设计更重要是参考高度图上8～9mm弦长高度差值并结合试戴结果判断。

本案例中双眼角膜8mm弦长平均高度差分别为32μm和30μm，最大高度差分别为39μm和34μm，可见角膜的对称性很好，并且均达到使用环曲设计的指征。当角膜散光超过-1.25D、8mm弦长平均高度差超过30μm时就要选择环曲镜片作为首片试戴片，而不应该从球面镜片开始试戴。作者在对外院的案例会诊中发现，不少验配者使用环曲设计时太过小心翼翼。我院最近5年处方的VST镜片中环曲设计占比为64%，CRT镜片中双轴设计占比为78%，因此环曲设计比球面设计更普遍使用。

3. VST镜片环曲量的选择　CRT和VST镜片采用环曲设计的评判标准都是8mm弦长高度差，但两种设计标定环曲量的方式不同，CRT双轴镜片是以高度（μm）标定，VST环曲镜片是以屈光力（D）标定（表2-2-2）。

表2-2-2　VST镜片环曲量与角膜高度差的关系

角膜高度差/μm	VST镜片环曲量/D
30～50	1.25～1.75
50～75	1.75～2.50
75～100	2.50～3.25

不同品牌和设计的 VST 镜片在应对一样的角膜高度差（比如 30μm）时使用的环曲量可能不同，比如 A 镜片用 1.0D 环曲量，B 镜片用 1.5D 环曲量，因为一些镜片的环曲量仅设计在 AC 区，而另一些镜片的环曲量同时设计在 AC 区和 RC 区，但追求的配适效果都是让镜片 360° 着陆在角膜中周部，形成封闭且压力均匀的定位区。

VST 镜片的环曲设计量与角膜基础参数相关，这个特点适用于所有 VST 镜片。角膜 e 值和曲率越高，需要的环曲量越低；角膜 e 值和曲率越低，需要的环曲量越高。例如对于某一镜片来说，当角膜 FK 为 43.00、e 值为 0.55、8mm 弦长高度差为 35μm 时，使用的环曲量若为 1.50D，那么当 FK 为 45.00、e 值为 0.65 时需要的环曲量接近 1.25D；当 FK 为 41.00、e 值为 0.45 时需要的环曲量接近 1.75D。

【结论】

1．角膜对称的边 - 边散光形态是验配环曲设计角膜塑形镜的最佳适应证。

2．角膜 8mm 弦长平均高度差大于 30μm 时，应首选环曲设计镜片进行试戴。

3．对镜片矢高的判断最重要的线索为 BC 区荧光配适，其次才是 AC 区荧光配适，当两者出现矛盾时前者的线索更可靠。

案例三　环曲量不足的改善

【摘要】

一位 12 岁男孩在配戴角膜塑形镜最初的 2 年里视力理想，第一次更换镜片后左眼远视力逐渐下降。通过角膜地形图发现患者该眼的塑形力不足，且近视度数较前增加，结合镜片的荧光配适，初步判断为原镜片的环曲量不足。试戴更高环曲量的镜片可以得到更好的荧光配适，因此选择更高环曲量进行订片最终获得理想结果。这个案例提示我们：①环曲量不足是角膜塑形镜偏位的最常见原因之一；②初学者使用镜片环曲量往往偏保守；③对镜片环曲量的判断应当结合角膜地形图的轴向图、高度图和试戴结果综合判断。

【案例汇报】

前一个案例提到，角膜边 - 边散光需要适配环曲设计镜片以保证镜下泪液封闭。这不仅有利于角膜塑形镜的中心定位，也有利于镜下泪液的静水压力（hydraulic force）维持，保证镜片对角膜的塑形力。本案例中患者的双眼角膜形态略有差异，右眼适合球面镜片，左眼适合环曲镜片。但是由于左眼镜片环曲量不足，导致后期出现轻度偏位及塑形力和矫正视力下降。在重新订片增加了环曲量之后，左眼重新回到良好的中心定位和有效塑形力。

患者男性，12 岁，双眼配戴角膜塑形镜 2 年余。自述于配戴最初的 2 年里视力理想，第一次更换镜片后左眼远视力逐渐下降，下午为著。配戴角膜塑形镜治疗过程中，无眼红、眼痛、畏光、流泪。他的双眼基线眼球参数见表 2-3-1，初次验配角膜塑形镜后的切向差异图如图 2-3-1、图 2-3-2 所示。

表 2-3-1　初次验配角膜塑形镜前原始参数（2018 年 10 月）

检查项目	右眼	左眼
屈光度	$-3.50DS=1.2$	$-2.25DS/-1.00DC×180=1.2$
眼轴长度 /mm	24.92	24.71
HVID/mm	12.1	12.1
e 值	0.65/0.58	0.62/0.48
FK/SK	44.00D/45.00D	43.50D/45.00D
8mm 平均高度差 /μm	28	41
初配镜片参数	VST 44.00/-3.50/11.0 AC43.50	VST 43.50/-2.75/11.0 AC43.00 T1.00

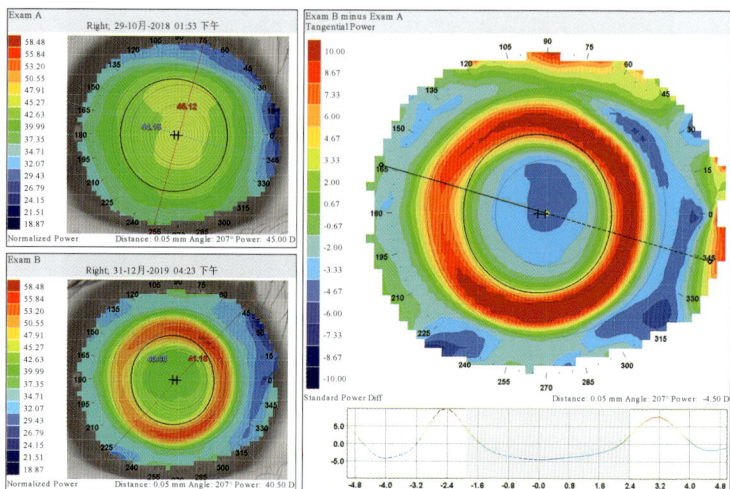

图 2-3-1　配戴初始镜片时的右眼切向差异图（VST 44.00/-3.50/11.0，AC43.50）

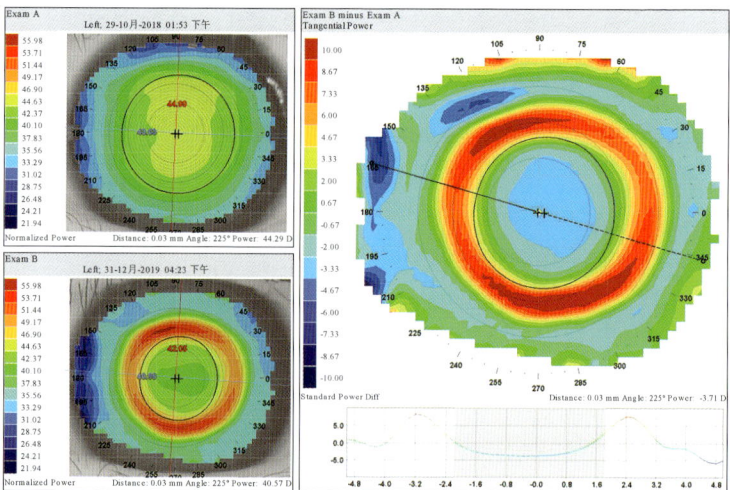

图 2-3-2　配戴初始镜片时的左眼切向差异图（VST 43.50/-2.75/11.0，AC43.00，T1.00）

约2年后，该患者复查时常规更换角膜塑形镜。此时他双眼矫正视力1.0，眼轴长度与本次换镜参数见表2-3-2，切向差异图如图2-3-3、图2-3-4所示。

表2-3-2　第一次换片时的参数（2020年8月）

检查项目	右眼	左眼
视力	1.0	1.0
眼轴长度/mm	25.40	25.39
第一次换片参数	VST 44.00/−4.00/11.0 AC43.50	VST 43.50/−3.50/11.0 AC43.00 T1.00

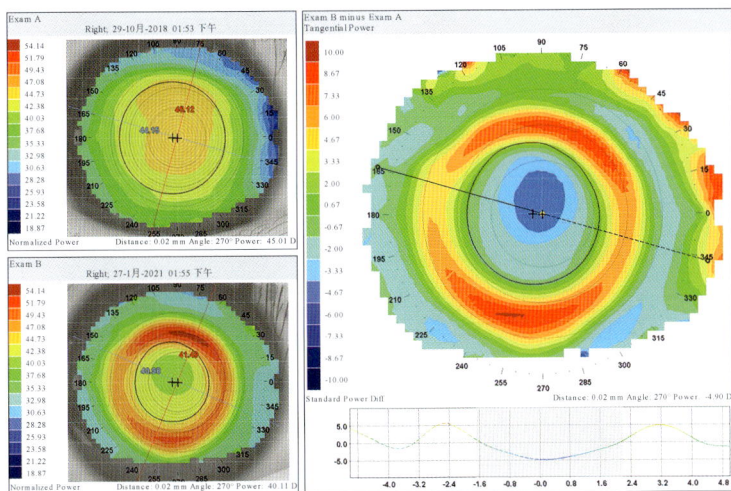

图2-3-3　患者第一次换片后的右眼切向差异图（VST 44.00/ −4.00/11.0，AC43.50）

该患者自述第一次换片后不久左眼远视力逐渐下降，下午为著。此时他右眼矫正视力1.0，左眼矫正视力0.25，在复查前连续两周晚上戴镜未曾间断。眼轴长度与视力见表2-3-3。2021年4月复查时配戴当前镜片的荧光静态配适如图2-3-5、图2-3-6所示，切向差异图如图2-3-7、图2-3-8所示。

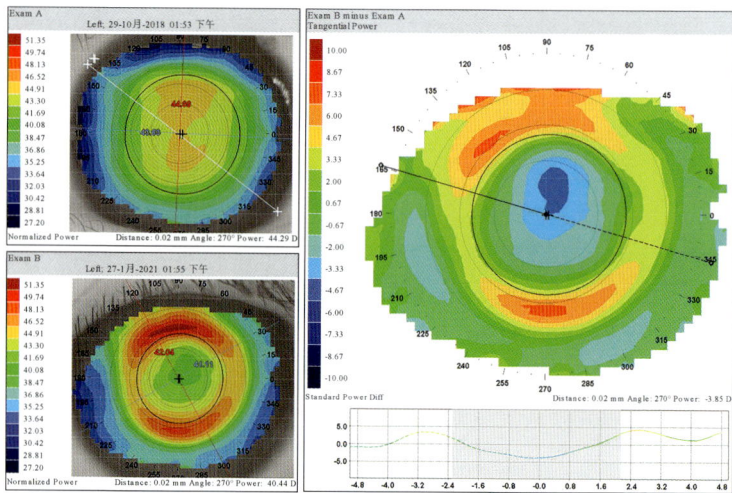

图 2-3-4　患者第一次换片后的左眼切向差异图（VST 43.50/ −3.50/11.0，AC43.00，T1.00）

表 2-3-3　本次复查时的参数（2021 年 4 月）

检查项目	右眼	左眼
眼轴长度 /mm	25.59	25.68
视力	1.0	0.25

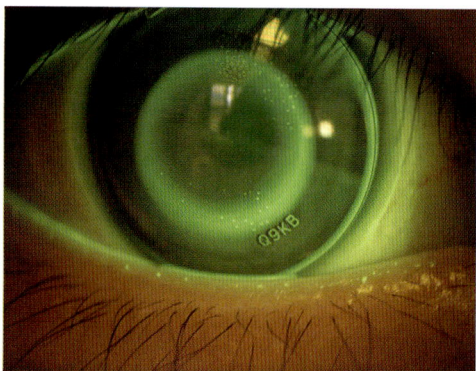

图 2-3-5　患者 2021 年 4 月复查右眼当前配戴镜片的静态配适（VST 44.00/−4.00/11.0，AC43.50）

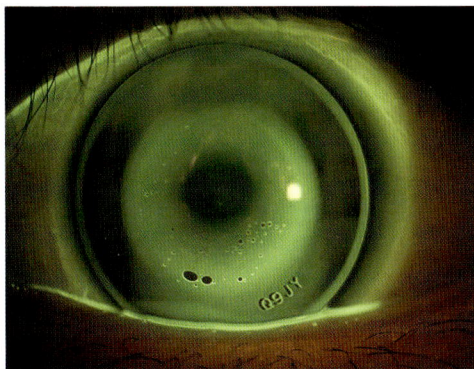

图 2-3-6　患者 2021 年 4 月复查左眼当前配戴镜片的静态配适（VST 43.50/−3.50/ 11.0，AC43.00，T1.00）

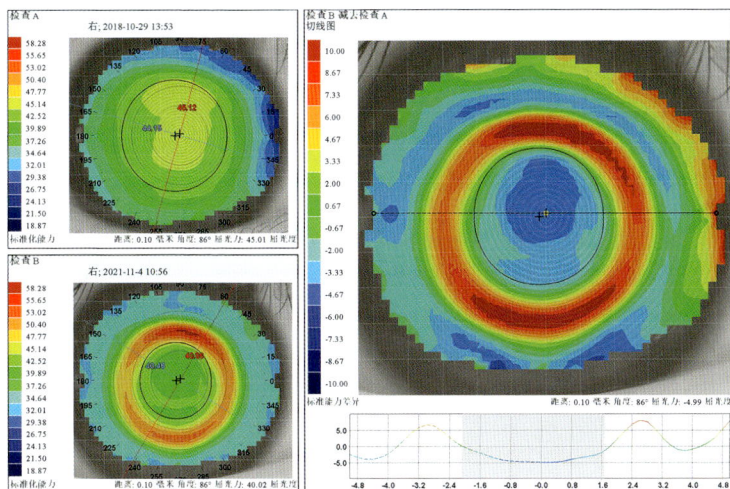

图 2-3-7　患者 2021 年 4 月复查右眼当前配戴镜片配戴后的切向差异图（VST 44.00/−4.00/11.0，AC43.50）

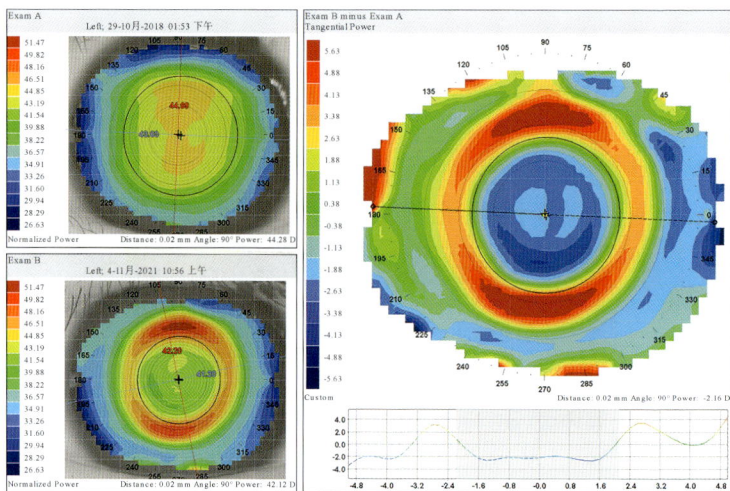

图 2-3-8　患者 2021 年 4 月复查左眼当前配戴镜片配戴后的切向差异图（VST 43.50/−3.50/11.0，AC43.00，T1.00）

诊断思路：

（1）角膜地形图解读：右眼角膜地形图显示治疗区居中，治疗区内塑形力均匀，视轴区的塑形力超 4D；左眼角膜地形图显示治疗区居中，但视轴区塑形力约为 2D。

（2）镜片配适评估：右眼静态配适直径覆盖度好，各弧段配适理想；左眼静态配适呈中心定位，直径理想，中央光学区镜片与角膜接触提示矢高偏低，水平方向定位区着陆理想，垂直方向定位区泪液荧光逃逸。

（3）综合评估：结合角膜地形图和镜片配适评估可知，左眼镜片的矢高不足，需结合原始地形图资料（图 2-3-9、图 2-3-10）寻找矢高不足的原因。

镜片参数调整思路与过程：

（1）角膜地形图解读：双眼角膜对称，右眼角膜呈中心散光，左眼角膜呈宽度中等的散光形态；角膜散光右眼为 0.96D，左眼为 1.36D。高度图显示 8mm 弦长高度差右眼为 28μm（均值），左眼为 41μm（均值）。

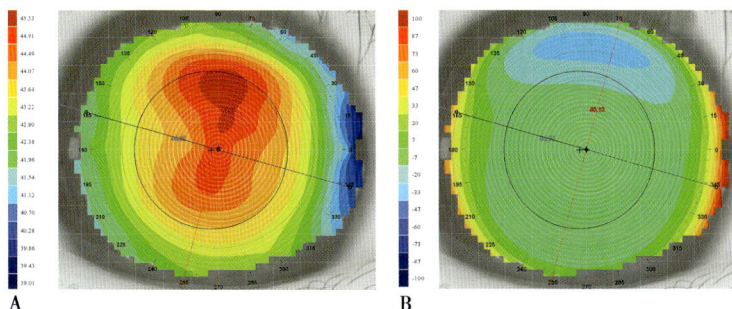

图 2-3-9　患者右眼原始地形图
A. 轴向图；B. 高度图。

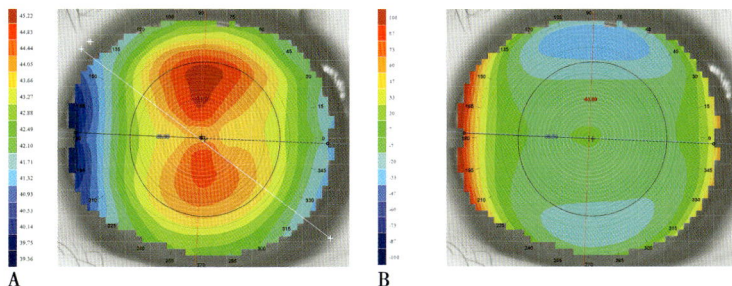

图 2-3-10　患者左眼原始地形图
A. 轴向图；B. 高度图。

（2）综合评估：目前右眼镜片的静态配适与角膜地形图均提示镜片矢高理想，塑形效果好，不需要参数调整。左眼镜片的静态配适与角膜地形图均提示镜片环曲量不足导致矢高偏低，需要试戴更高环曲量的镜片决定是否调整参数。

（3）试戴 OS：VST 43.00/−3.00/10.6，T1.50（图 2-3-11）。

试戴结果解读：

左眼镜片轻度下方偏位，直径偏小，垂直方向定位区无荧光逃逸，总体静态配适理想，可以增加直径到 11.0mm 直接订片。

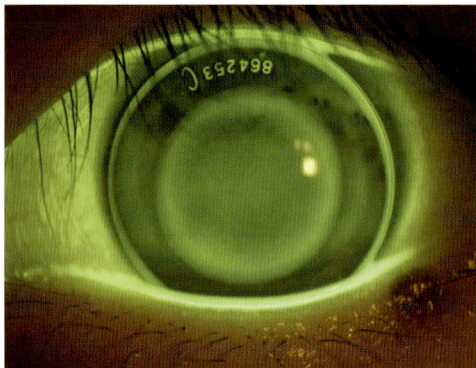

图 2-3-11　患者左眼试戴镜片静态配适（VST 43.00/−3.00/10.6，T1.50），为荧光素滴入 10 秒后采集

（4）订片：OS VST 43.50/−4.00/11.0，AC43.00，T1.50。

（5）新镜片配戴 1 周的左眼切向差异图（图 2-3-12）显示左眼镜片居中定位，离焦环封闭完整，治疗区内塑形力均匀呈理想的非球面形态，视轴区塑形力超过 4.0D。双眼视力 1.0。

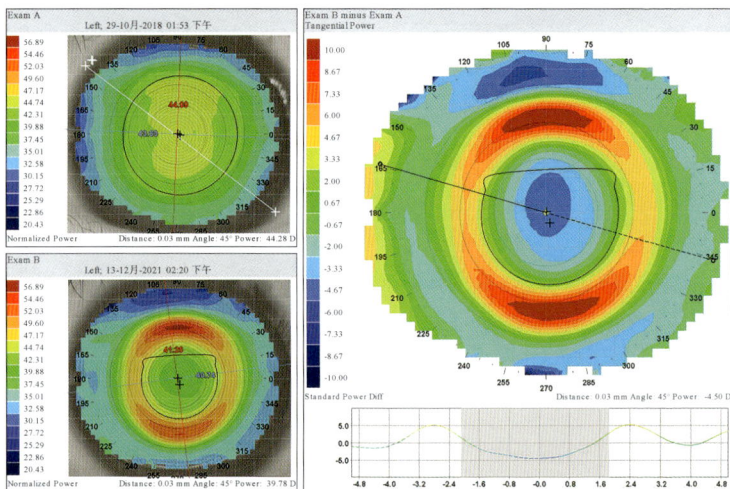

图 2-3-12　左眼新镜片戴镜 1 周的切向差异图（VST 43.50/−4.00/11.0，AC43.00，T1.50）

【讨论】

1. 环曲量的判断　荧光配适 vs 地形图。

本案例中左眼角膜 8mm 弦长平均高度差为 41μm，在 e 值和 FK 中等的情况下使用 VST 镜片平均需要 1.50D 环曲量。该患者初次配镜时仅使用 1.00D 环曲量，但未造成明显偏心或视力不良，一来是因为患者初始近视度数低容易矫正，二来镜片对角膜压力较小尚不易偏位。但当第一次换镜时患者左眼近视度数增长近 1.00D，镜片对角膜压力明显增强，此时由于环曲量不足引起矢高不足的问题显现出来，镜片开始出现偏位与塑形不良。

除了角膜地形图给我们关于环曲量的提示，试戴低环曲量试戴片（比如 T1.00）在动态下观察荧光配适也是重要线索。如果环曲量不足，试戴片不一定会旋转，但会在垂直方向上表现为泪液荧光逃逸，这个现象在使用荧光素后的 10 秒内观察最为明显。当荧光素被泪液不断稀释或代谢后，即使有泪液逃逸也不一定可以被裂隙灯生物显微镜捕捉。此时再结合试戴更高环曲量镜片（比如 T1.50）的荧光配适评估，不难得出理想的环曲量。

2. 从环曲量设计看塑形原理　角膜塑形的原理不是靠镜片与角膜顶点接触所带来的压力，而是依赖镜片的定位区与角膜充分贴合、封闭镜片下泪液后带来的静水压力。形成足够静水压力的前提是镜片与角膜的接触点位于中周部，而非角膜顶点。本案例中患者配戴第一副更换后的左眼镜片时，静态配适显示中央基弧区镜片与角膜顶点接触、垂直方向 AC 区翘起，使角膜顶点成为镜片的承重点（"跷跷板"现象），即矢高不足。镜下累积的静水压力会因为泪液逃逸而消失，导致塑形力不足，这是任何原因导致镜片矢高不足的共同结局。

3. 塑形是动态过程　角膜塑形术与其他近视矫正手段（如屈光手术和单焦点角膜接触镜）最大的不同在于它是一个动态变化的过程，其表现有以下几点。

（1）起效与失效：角膜塑形术的起效周期约为 7～10 天[1]，

在此期间视力会出现明显波动，需要结合低配的框架眼镜或单焦点角膜接触镜帮助过渡。停戴角膜塑形镜之后，角膜也需要 2～4 周恢复至基线水平，但仍有约 1/3 的案例无法恢复至基线，角膜形态会发生永久改变（通常是 FK 变平、角膜散光增加）[2]。

（2）上午与下午：角膜塑形镜有过矫因子（Jessen Factor），一般设置为 +0.50～+1.25D，使眼睛在上午摘镜后处于低度远视状态，以应对一天之中角膜曲率的逐渐回弹，维持一整天的视力。角膜曲率和屈光力在一天之中的回弹量约占原始降幅的 10%～20%，即一位 −5.00D 近视的患者配戴角膜塑形镜全矫后，从上午摘镜到晚上再次戴镜的屈光回退量约为 −0.50～−1.00D。因此，越高的近视屈光度越需要设计更多的过矫量。

（3）昨天与明天：即使患者每天配戴同样的镜片和时长，每日的塑形力和镜片定位都可能存在差异。一方面因为瞬目时眼睑的力量和镜下泪液的静水压力每日存在波动，另一方面随着配戴时间的延长镜片也可能会出现变形和老化。因此，镜片需定期按时更换以使塑形维持在最佳状态。

（4）矢高的影响：矢高偏低的镜片可能在初期显示定位与塑形力尚可，但随着配戴时间延长会逐渐出现偏位、欠矫甚至角膜损伤，可能发生在治疗的任何阶段。矢高偏高的镜片则在初期就会表现出问题，比如边翘窄、活动度差甚至嵌顿、泪液循环障碍导致角膜上皮中度损伤、角膜地形图中央岛等。

4．差异图的巧用　差异图不仅可以用于塑形前和塑形后的对比，还可以用于两次塑形后地形图的对比。本案例中更换第一次后的镜片塑形力不足，在戴新镜片 1 周之后与原先的地形图做对比，发现视轴区的塑形力增强约 1D，治疗区内整体显示继续变平的趋势，离焦环也较之前更加封闭、明显（图 2-3-13），这些都提示新镜片的矢高更合适、塑形力更强。

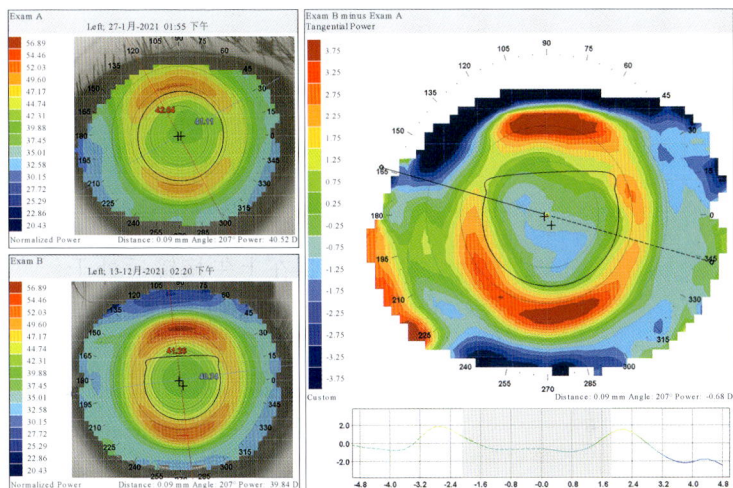

图 2-3-13　患者角膜塑形术后的两次不同时间点的切向图也可以做差异图，比较治疗区内的塑形力、离焦环封闭等情况

【结论】

1. 环曲量不足是角膜塑形镜偏位与塑形力不足的最常见原因之一。

2. 初学者使用环曲设计镜片的比例以及镜片环曲量往往偏保守。

3. 对镜片环曲量的判断应当结合角膜地形图的轴向图、高度图和试戴结果综合判断。

参考文献

1. ALHARBI A，SWARBRICK H A. The effects of overnight orthokeratology lens wear on corneal thickness. Invest Ophthalmol Vis Sci，2003，44（6）：2518-2523.

2. CHEN Z，ZHOU J，XUE F，et al. Increased corneal toricity after long-term orthokeratology lens wear. J Ophthalmol，2018，2018：7106028.

案例四　影响矢高的三大因素

【摘要】

一位FK仅为40.50D的9岁女孩,在配戴角膜塑形镜1个月内双眼裸眼视力浮动于0.4~0.6,角膜地形图显示轻度水平偏心,离焦环不封闭,治疗区内塑形力不均匀,提示镜片矢高不足。结合基线角膜地形图和泪液荧光配适评估,判断镜片直径、环曲量及AC区曲率均存在调整空间。最终重新订片使镜片矢高达到理想,塑形力和矫正视力达到正常。这个案例提示我们:① VST镜片的直径、环曲量及AC区曲率都能显著影响镜片矢高,需反复对比荧光配适与角膜地形图找到矢高异常的原因;②限制角膜塑形镜塑形力的是e值而非FK。

【案例汇报】

目前已在国内上市的VST镜片中,大多数镜片可修改的参数不多,主要包括镜片直径、环曲量及AC区曲率,而这三者都能显著影响镜片矢高。因此,只要选择适合塑形的角膜,挑选合适的镜片设计并通过正确的参数搭配,就可以达到90%以上的成功率。本案例汇报一例角膜曲率较平的配戴角膜塑形镜的患者,随访过程中发现塑形力与矫正视力欠佳,结合荧光配适评估和角膜地形图重新订片,同时修改了直径、环曲量及AC区曲率,使镜片矢高达到理想,塑形力和矫正视力达到正常。

患者女性,9岁,因双眼近视增长过快验配角膜塑形镜。患者无高度近视家族史、过敏史或全身病史,无眼部疾病或外伤史。她的双眼基线眼球参数如表2-4-1所示,基线角膜地形图如图2-4-1所示。由于该患者双眼情况类似,仅选择左眼进行汇报。

表2-4-1　双眼基线眼球参数(2020年8月)

检查项目	右眼	左眼
屈光度	−3.00DS/−1.50DC×180=1.0	−3.00DS/−1.50DC×180=1.0

续表

检查项目	右眼	左眼
眼轴长度 /mm	25.44	25.31
HVID /mm	12.2	12.2
e 值	0.72/0.45	0.69/0.24
FK/SK	40.25D/42.25D	40.25D/42.25D
8mm 平均高度差 /μm	37	47
初次配镜参数	VST 40.25/−3.50/10.8，AC39.50，T1.50	VST 40.25/−3.50/11.0，AC39.50，T1.75

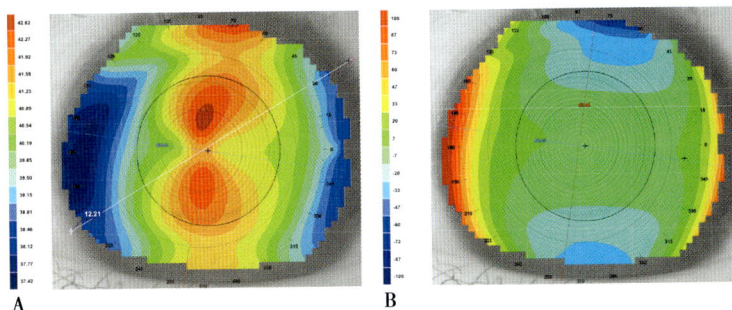

图 2-4-1　左眼配戴角膜塑形镜前角膜地形图

A. 轴向图；B. 高度图。

该患者在配戴镜片 1 个月内双眼裸眼视力浮动于 0.4～0.6，角膜上皮健康。1 周复查时的左眼切向差异图如图 2-4-2 所示，2 周复查时左眼切向差异图如图 2-4-3 所示，荧光静态配适如图 2-4-4 所示。

1. 诊断思路

（1）角膜地形图解读：基线地形图显示角膜呈垂直与水平子午线轻度不对称的边 - 边散光形态，8mm 弦长平均高度差为 47μm，水平 e 值为 0.69，平均 e 值为 0.46。1 周与 2 周切向差异地形图显示轻度水平偏心，离焦环不封闭，治疗区内塑形力不均匀。

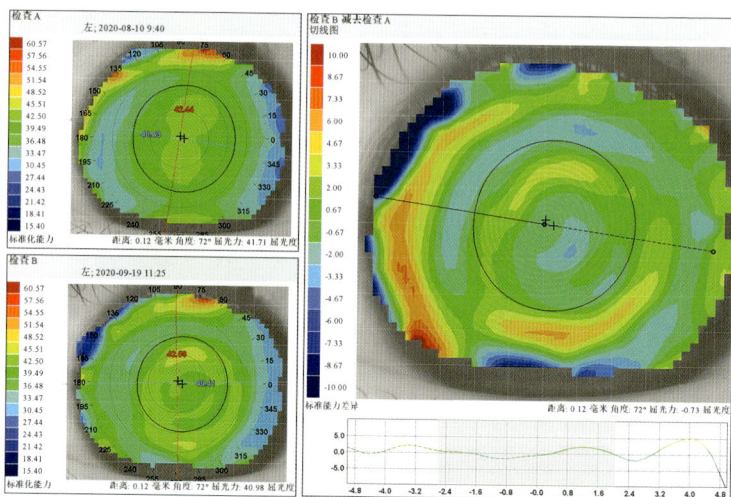

图 2-4-2　左眼配戴原镜片 1 周切向差异图（VST 40.25/−3.50/11.0，AC39.50，T1.75）

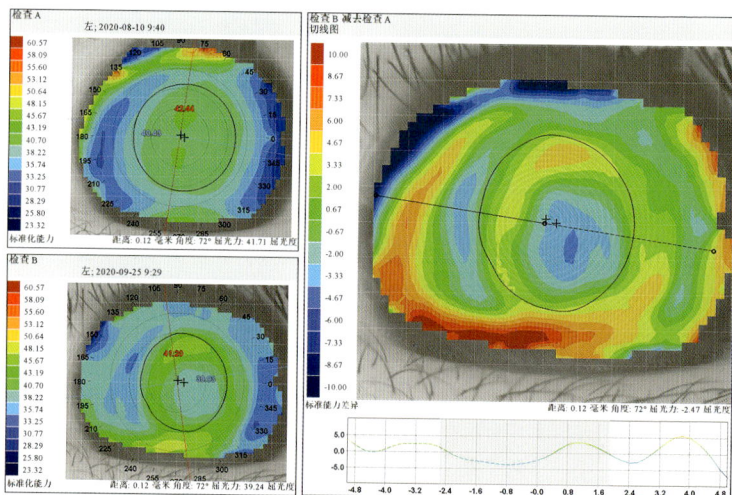

图 2-4-3　左眼配戴原镜片 2 周切向差异图（VST 40.25/−3.50/11.0，AC39.50，T1.75）

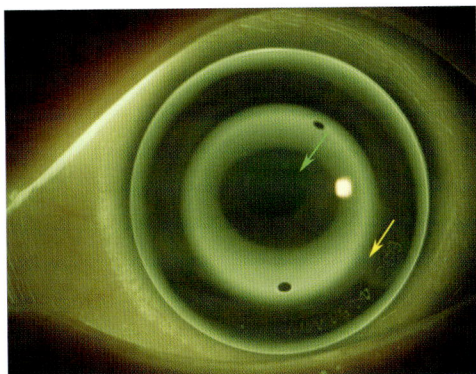

图 2-4-4 2 周复查时左眼荧光静态配适

（2）镜片配适评估：左眼静态配适直径覆盖度尚可，呈中心定位，动态活动度过大，中央光学区镜片与角膜接触提示矢高偏低（绿色箭头）；靠近反转区的定位区（AC_1）显示荧光充盈（黄色箭头），提示 AC 曲率偏平坦；垂直方向定位区镜下泪液荧光无逃逸。

（3）综合评估：结合角膜地形图和镜片配适评估可知，左眼镜片的矢高不足，结合基线地形图资料可知矢高不足的主要原因为 AC 曲率过平，次要原因为直径与环曲量不足。可以考虑试戴 AC 曲率更陡的环曲镜片，决定是否修改参数重新订片。

2. 试戴　VST OS 39.75/-3.00/10.6，T1.50（图 2-4-5）。

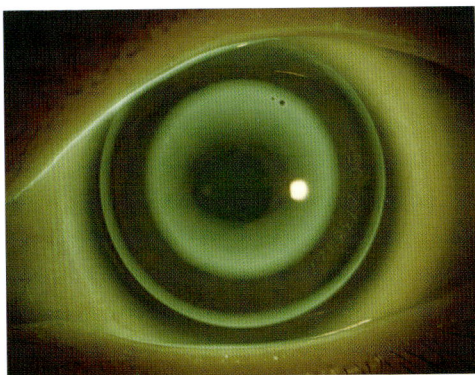

图 2-4-5 试戴片静态荧光配适图（VST OS 39.75/-3.00/10.6，T1.50）

试戴评估：如图 2-4-5 所示，左眼试戴片直径覆盖度不足，镜片基弧区轻度接触角膜顶点，定位区无荧光充盈或泪液逃逸。可订片：VST OS 40.25/-3.50/11.2，AC 39.75，T2.00。

3. 新镜片取镜（图 2-4-6）。

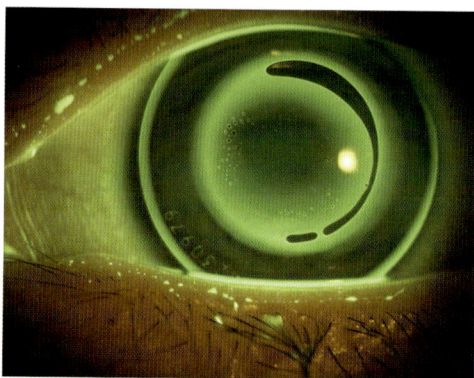

图 2-4-6　新镜片取镜荧光静态配适图（ VST OS 40.25/-3.50/11.2，AC 39.75，T2.00 ）

取镜评估：如图 2-4-6 所示，镜片直径覆盖度佳，中心定位，活动度适中，360°边翘可见，定位区无荧光充盈或泪液逃逸，反转区见一大气泡及少量角膜小凹（系戴镜时气泡进入）。

4. 新镜片配戴 1 个月（图 2-4-7）。

角膜地形图评估：如图 2-4-7 所示，中心定位略偏下，离焦环封闭，治疗区内塑形力均匀，视轴区塑形力达 4.0D 以上。

【讨论】

1. 限制塑形力的是 e 值还是 FK？

本案例中患者的 FK 为 40.50D，接近大多数品牌订片参数范围的下限。以往认为 FK 是影响塑形效果的最重要因素，其实不然。角膜塑形镜是着陆于中周部、但对中央产生压力的反几何设计镜片。只要角膜 e 值正常，周边角膜比中央显著更平（本案例中鼻侧 4.5mm 半径范围曲率为 37.50D），这种角膜形态就与大多数镜片的几何结构相匹配，镜片对角膜中央就有塑形空间。

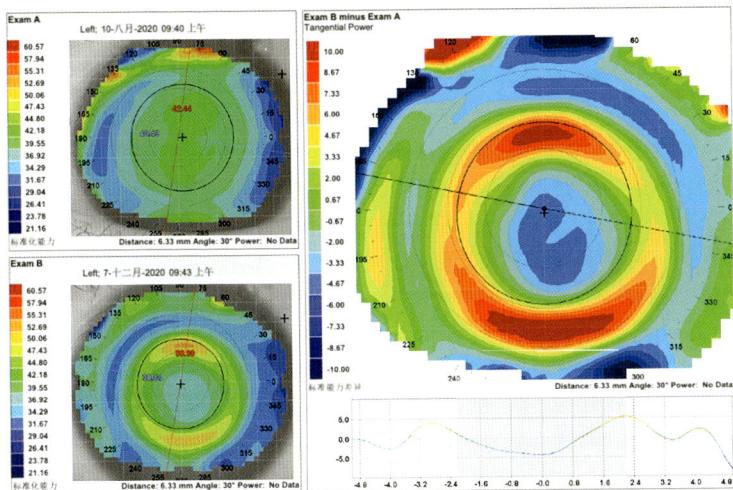

图2-4-7　左眼配戴新镜片1个月切向差异图（VST OS 40.25/−3.50/11.2，AC 39.75，T2.00）

本案例中患者角膜的水平 e 值为0.69，平均 e 值为0.46，属于正常范围。该患者在更换镜片参数后，视轴区的塑形力接近5.0D，与大多数FK较陡、e 值正常的角膜无差异，进一步提示限制塑形力的是 e 值而不是FK。

2. AC区曲率过平与环曲量不足的鉴别

镜片AC区曲率过平与环曲量不足均会造成镜片矢高不足，导致镜片偏位、塑形力不均匀或角膜上皮损伤，但若仔细观察，会发现这两种状态的荧光配适存在差别。这种差别在荧光素进入镜片下的前10秒内最为明显，随着荧光素被泪液稀释，两者会愈发难以鉴别。

如图2-4-8A所示典型的AC区曲率过平，表现为镜片基弧区接触角膜顶点、定位区与周边弧翘起的"跷跷板"形态，提示整体镜片需要"收紧"，增加镜片着陆的夹角。如图2-4-8B所示典型的环曲量不足，表现为水平方向定位区着陆良好、垂直方向定位区泪液荧光逃逸（对顺规散光而言），结合角膜地形图显示的高度差，不难做出环曲量不足的判断。

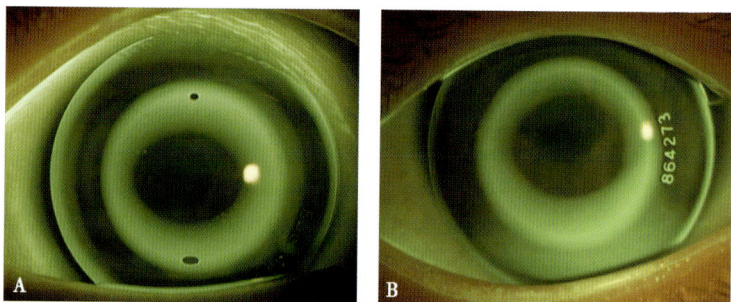

图 2-4-8　AC 曲率过平与环曲量不足的荧光静态配适鉴别
A. 镜片 AC 曲率过平；B. 环曲量不足。

【结论】

1. VST 镜片的直径、环曲量及 AC 区曲率都能显著影响镜片矢高，需反复对比荧光配适与角膜地形图找到矢高异常的原因。

2. 限制角膜塑形镜塑形力的是 e 值而非 FK。

案例五　角膜点染的原因

【摘要】

一位 8 岁女孩，因控制近视进展需求验配角膜塑形镜，后复查期间双眼反复出现中央角膜上皮点染。通过角膜地形图结合泪液荧光配适评估，判断角膜上皮损伤与镜片环曲量不足有关。在重新订片增加环曲量之后，中心定位、塑形力和角膜健康都得到了改善。这个案例提示我们：环曲量不足是镜片整体矢高不足的重要原因之一，不仅会导致镜片偏位和欠矫，而且可能会损伤角膜上皮。因此，参与角膜塑形镜验配及随访的医生不仅要精通验配相关的技能和知识，还必须熟练掌握角膜上皮损伤的常见原因、分级及诊疗原则。

【案例汇报】

前一个案例提到，镜片环曲量不足可能会导致后期出现轻度偏位及塑形力和矫正视力下降。镜片环曲量不足伴随的另一个问题是镜片中央矢高不足，即镜片中央和角膜顶点接触，导致角膜上皮受损。本案例汇报一例配戴角膜塑形镜的患者,双眼反复出现中央角膜上皮点染,在随访过程中发现与环曲量不足有关,在重新订片增加环曲量之后,中心定位、塑形力和角膜健康都得到了改善。

患者女性,8 岁,因双眼近视增长过快验配角膜塑形镜。患者无高度近视家族史、过敏史或全身病史,无眼部疾病或外伤史。她的双眼基线眼球参数如表 2-5-1 所示,基线角膜地形图如图 2-5-1 所示。由于该患者双眼情况类似,仅选择右眼进行汇报。

表 2-5-1 双眼基线眼球参数(2019 年 10 月)

检查项目	右眼	左眼
屈光度	−4.00DS/−1.50DC× 170=1.0	−3.00DS/−1.50DC× 175=1.0
眼轴长度 /mm	24.63	24.36
HVID /mm	11.9	11.9
e 值	0.62/0.55	0.61/0.56
FK/SK	43.50D/45.25D	43.50D/45.25D
8mm 平均高度差 /μm	37	38
初次配镜参数	VST 43.50/−4.50/11.0, AC42.75,T1.50	VST 43.50/−3.50/11.0, AC42.75,T1.50

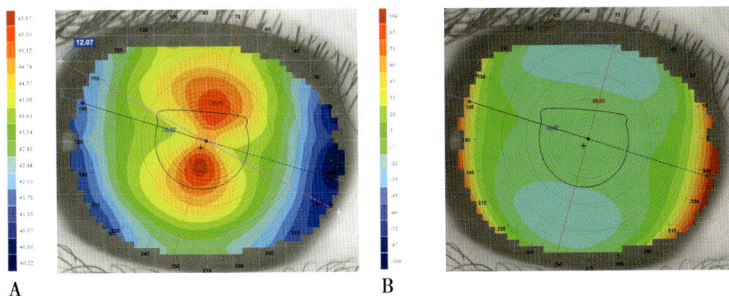

图 2-5-1 右眼配戴角膜塑形镜前

A. 轴向图;B. 高度图。

该患者在配戴镜片 1 个月起开始出现双眼中央角膜上皮轻度损伤，以右眼为著（图 2-5-2）。1 个月复查时的右眼切向差异图如图 2-5-3A 所示，可见 Placido 环扭曲（图 2-5-3B）。

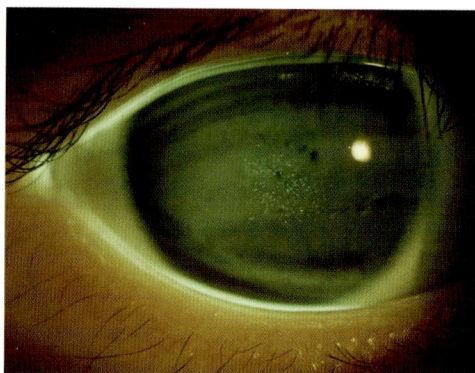

图 2-5-2　1 个月复查时右眼中央角膜上皮轻度损伤，无基质浸润

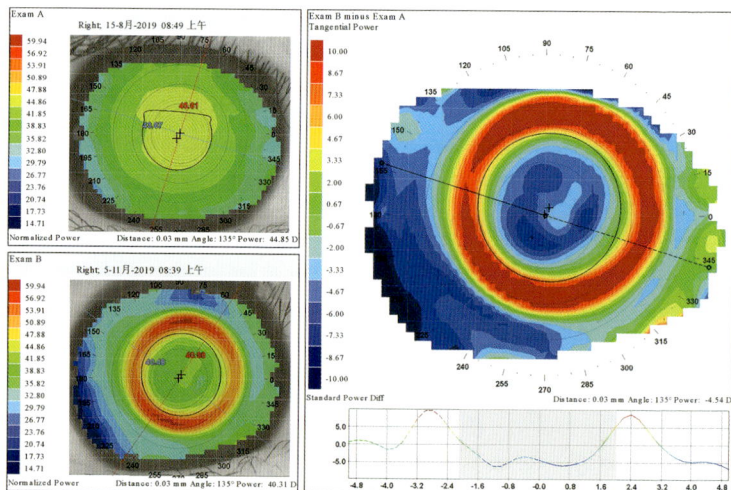

A

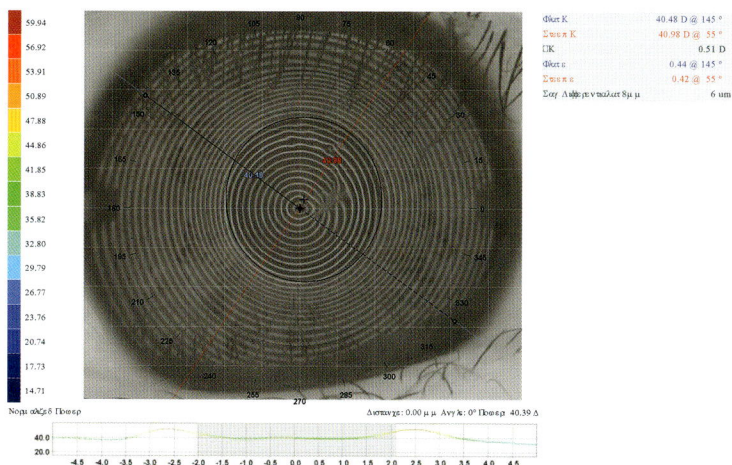

B

图 2-5-3　右眼配戴原镜片 1 个月角膜地形图（VST 43.50/−4.50/11.0，AC42.75，T1.50）

A. 切向差异图；B. Placido 环扭曲。

患者在戴镜的 2 年期间反复停戴，使用无防腐剂人工泪液，进行摘戴镜片和护理的宣教，但还是反复发生中央角膜上皮轻至中度损伤。2 年随访时患者要求更换镜片，该次随访时她的右眼原镜片荧光静态配适图如图 2-5-4 所示，右眼切向差异图如图 2-5-5 所示，其他眼部参数如表 2-5-2 所示。

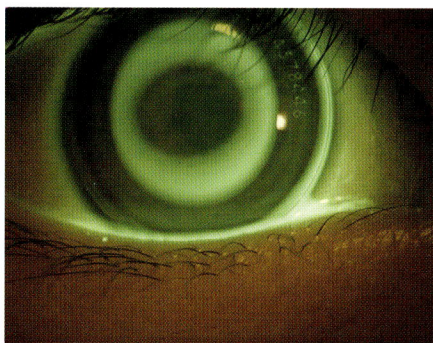

图 2-5-4　右眼原镜片荧光静态配适图（VST 43.50/−4.50/11.0，AC42.75，T1.50）

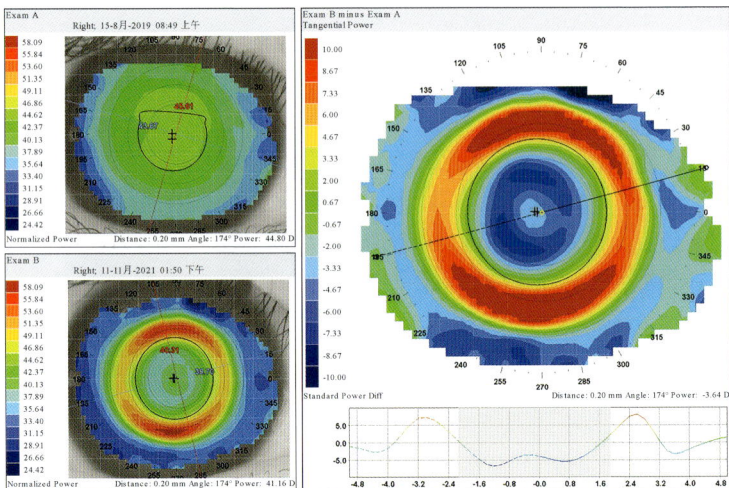

图 2-5-5　右眼配戴原镜片 2 年切向差异图（VST 43.50/−4.50/11.0，AC42.75，T1.50）

表 2-5-2　2 年复查时的参数（2021 年 11 月）

检查项目	右眼	左眼
眼轴长度 /mm	24.86	24.83
视力	0.6	0.6
角膜状况	中央轻度损伤	中央轻度损伤

诊断思路：

（1）角膜地形图解读：镜片居中定位可，离焦环封闭，治疗区内塑形力不均匀，视轴顶点塑形力不足，Placido 环扭曲提示角膜中度损伤。

（2）镜片配适评估：右眼静态配适直径覆盖度好，呈中心定位，动态活动度佳，中央光学区镜片与角膜接触提示矢高偏低，水平方向定位区着陆理想，垂直方向定位区镜下泪液荧光逃逸。

（3）综合评估：结合角膜地形图和镜片配适评估可知，右眼镜片的矢高不足，结合基线地形图资料可知矢高不足的原因为环曲量不足。右眼中央角膜上皮反复损伤也提示镜片与角膜顶点接触，造成机械性损伤的可能。应在不明显改动镜片其他参数的情况下，增加环曲量重新订片。

（4）处理

● 停戴角膜塑形镜至新镜片到片。

● 重新订片参数：VST OD 43.50/−4.75/11.0，AC 42.75，T2.25。

● 局部使用无防腐剂人工泪液修复角膜上皮。

新镜片评估：新镜片角膜覆盖度好，呈中心定位，活动度佳，静态配适 360° 边翘可见，定位区着陆均匀无荧光逃逸，基弧区无镜片 - 角膜接触提示镜片矢高理想（图 2-5-6）。新镜片配戴 1 个月随访时右眼裸眼视力为 1.0，角膜上皮健康，配适同取镜时。角膜地形图切向差异图显示镜片中心定位，离焦环封闭，治疗区塑形力均匀，塑形力达 4.25D（图 2-5-7）。

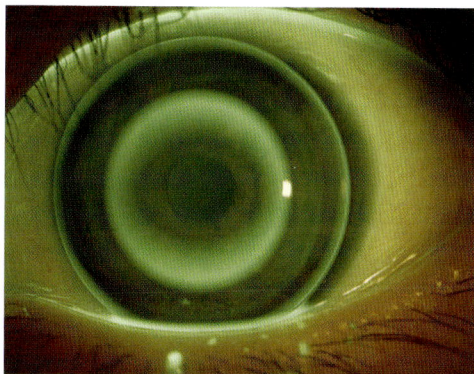

图 2-5-6 右眼第一次戴新镜片时荧光静态配适图（VST OD 43.50/−4.75/11.0，AC 42.75，T2.25）

【讨论】

1. 塑形中角膜上皮损伤的常见原因

（1）眼表微环境相关：在验配角膜塑形镜之前应仔细检查

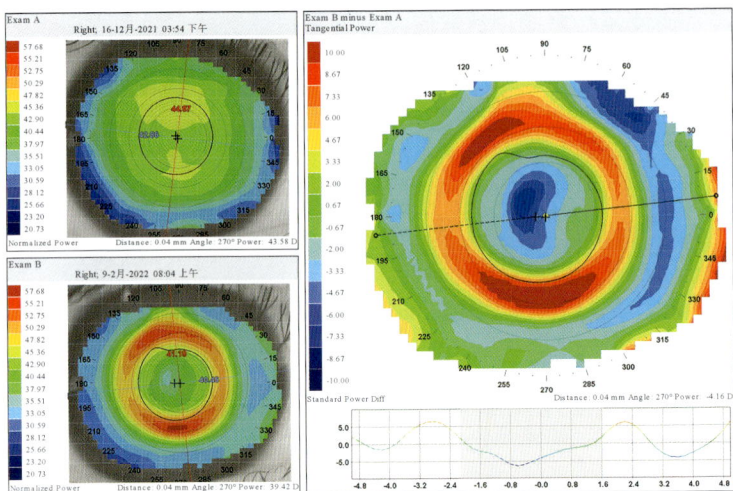

图 2-5-7　右眼新镜片戴镜 1 个月的切向差异图（VST OD 43.50/−4.75/11.0，AC 42.75，T2.25）

患者的外眼睑、睫毛、睑缘和睑板腺，然后再检查角膜及各眼内组织结构。排除因各种原因引起的睑缘炎，儿童青少年尤以螨虫引起多见（图 2-5-8）。轻度睑板腺功能障碍（MGD）经热敷、按摩及人工泪液使用后，可以考虑在眼表医生的辅助下验配角膜塑形镜；中重度 MGD 不建议配戴角膜塑形镜。

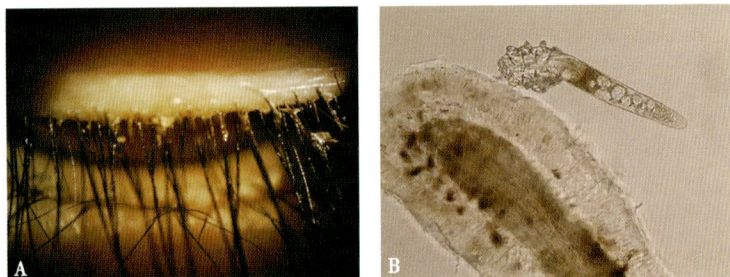

图 2-5-8　螨虫引起的睑缘炎

A. 裂隙灯生物显微镜弥散照明可见睫毛根部结痂与袖套状改变；B. 取睫毛样本做电子显微镜检查可发现活体螨虫。

　　伴有眼表过敏性炎症的患者可能会对角膜塑形镜的护理液或润滑液的部分成分过敏，结膜杯状细胞会过度分泌黏蛋白，造成镜片蛋白沉淀与刺激。因此，需要排除慢性过敏性结膜炎（如春季卡他性角结膜炎）和部分急性过敏性结膜炎（如常年过敏性结膜炎，图 2-5-9），季节性过敏性结膜炎可在抗过敏药物稳定后配戴角膜塑形镜。

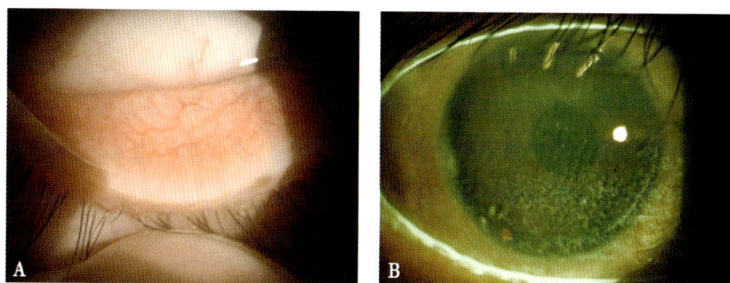

图 2-5-9　常年过敏性结膜炎

A. 裂隙灯生物显微镜弥散照明可见下睑结膜广泛乳头状突起伴血管充盈；B. 由于结膜乳头的机械性摩擦和黏蛋白分泌异常导致的角膜上皮弥漫点状脱失（SPK）。

　　在做完常规眼科检查后，还需要对泪液的质和量进行定性或定量的评估。泪膜破裂时间（BUT）在 5 秒以上、泪液清澈至轻度混浊的可以验配角膜塑形镜。一些可以通过非接触式方法评估泪液的设备（图 2-5-10）也可以应用于角膜塑形术前检查和术后随访[1]。

　　（2）机械性：在镜片边翘过窄、配适过紧的案例中，患者晨起时镜片会嵌顿于角膜表面，如果不松解镜片至活动，所滴入的润滑液将难以进入镜下（图 2-5-11），此时如果用吸棒摘镜，极易造成角膜上皮的机械性损伤，俗称"暴力摘镜"。对于配适偏紧的镜片，应鼓励用手摘镜并考虑调整镜片参数。

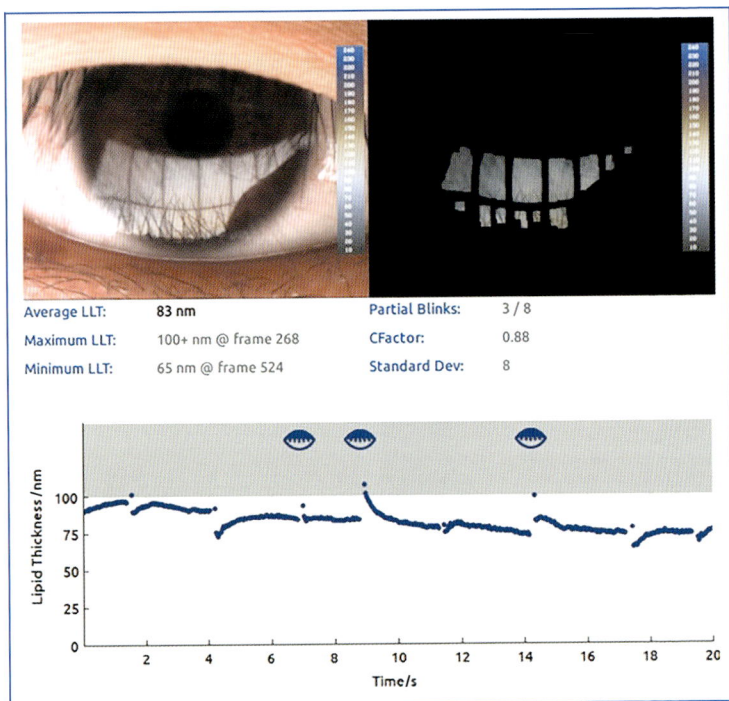

Average LLT:	**83 nm**		Partial Blinks:	3 / 8
Maximum LLT:	100+ nm @ frame 268		CFactor:	0.88
Minimum LLT:	65 nm @ frame 524		Standard Dev:	8

图 2-5-10 非接触式泪液评估检查界面

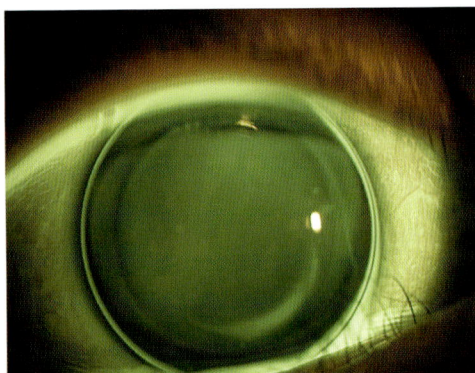

图 2-5-11 边翘过窄、配适过紧的镜片过夜配戴后发生嵌顿，润滑液难以进入镜下，此时需要用手摘镜，避免使用吸棒

矢高过低的镜片会接触中央角膜上皮,在配戴过程中对中央角膜上皮造成机械性损伤(如本案例),原因通常是直径不足、环曲量不足、整体矢高不足(CRT镜片的RZD过小或VST镜片的AC区曲率过平)或多种因素并存。应结合角膜地形图和泪液荧光配适形态寻找矢高偏低的原因,调整镜片参数。

泪液中含有多种蛋白质,并且多数带有负电荷。由于角膜塑形镜的材料多为氟硅丙烯酸酯等带有正电荷的高分子聚合物,如长期使用不含蛋白酶的多功能护理液,或者镜片未定期行去蛋白处理,就会形成镜片蛋白沉淀。镜片内表面的"凹槽"如RC区和激光标记处最容易发生蛋白沉淀(图2-5-12),但也可发生在整个镜片内表面(图2-5-13)。一旦镜片表面形成结晶状的蛋白沉淀,不仅难以被去除,而且会对角膜上皮造成机械性损伤(图2-5-14),此时需要积极更换镜片。

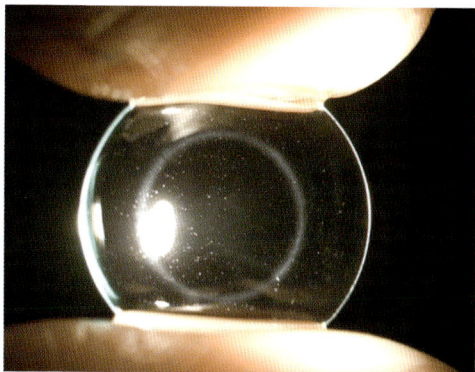

图2-5-12 蛋白沉淀于镜片反转弧区

(3)化学性:矢高过高的镜片往往活动度过小,镜下泪液交换不良,导致乳酸等角膜上皮代谢物的堆积,进而造成角膜上皮细胞膜通透性改变,出现角膜点染。矢高过高的原因通常是镜片直径过大和边翘过窄,此时需要减小镜片直径或更换镜片设计以抬高边翘、增加泪液循环。

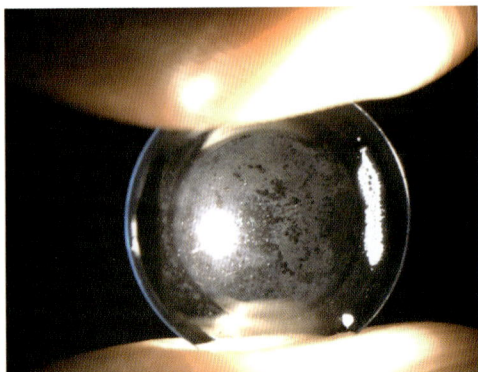

图 2-5-13　蛋白沉淀于镜片后表面

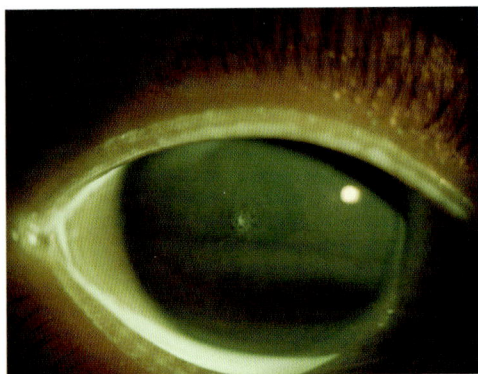

图 2-5-14　由于镜片蛋白沉淀导致角膜上皮损伤

（4）药物性：角膜塑形镜护理液和润滑液中的防腐剂也有可能对角膜上皮造成药物性损伤。为避免护理液中防腐剂对眼表的影响，建议配戴前用生理盐水冲洗镜片上残留的护理液。对润滑液中防腐剂过敏或有刺激性反应的配戴者，也可考虑使用无防腐剂人工泪液代替润滑液。

（5）感染性：微生物感染性角膜炎：夜戴角膜塑形镜造成感染性角膜炎的概率约为 7.7/10 000 患者年，接近夜戴软性角膜接触镜（extended-wear SCL），但高于日戴日抛的软性角膜接触镜（daily-disposable SCL），更高于日戴的硬性透气性角膜接触镜（RGPCL）[2]。微生物释放毒素或通过炎症反应破坏角膜上皮屏障，造成角膜上皮损伤而进一步浸润基质，甚至造成角膜溃疡。

常见的角膜塑形术后感染性角膜炎的病原体依次为铜绿假单胞菌、棘阿米巴原虫和金黄色葡萄球菌[3]。近年来，凝固酶阴性葡萄球菌（CNS）造成的角膜炎越发多见，与配戴者洗手不彻底密切相关。预防性抗生素使用对降低角膜塑形术后感染性角膜炎的发病并无帮助，并有造成细菌耐药的风险，应极力避免。叮嘱配戴者规范洗手、规范护理镜片、及时更换护理用品和镜片、按时复查是避免感染性角膜炎的最合适方法。

角膜塑形术后感染性角膜炎的处理原则见 2012 年《中华眼科杂志》的专家共识[4]。

2. 角膜上皮损伤的分级

CCLRU 分级：CCLRU 是 Cornea and Contact Lens Research Unit 的缩写，是专门用来评估日戴 / 夜戴软镜 / 硬镜后眼表情况的一个评价体系，其中包括对角膜上皮损伤的分级[5]。根据损伤的程度、深度和范围从轻到重分为 0～4 级，是一个比较完整的评价体系。但 CCLRU 分级不容易记忆，经常需要将示教图片打印后放置诊室用于临床患者对比，因此临床上更常用的是中华医学会眼科学分会角膜病学组的专家共识[6]。

2016 年发表于《中华眼科杂志》的《我国角膜上皮损伤临床诊治专家共识》将角膜上皮损伤分为轻、中、重度，分别代表点状浅层角膜上皮缺失、角膜糜烂、角膜片状缺损或溃疡形成。这种分类方法的缺点是未考虑病变范围（如局限性轻度损伤还是弥漫性角膜点染），但优点非常明显——便于记忆，且对处理原则具有直接指导意义。

3. 角膜上皮损伤的处理原则

（1）轻度损伤：在过夜配戴角膜塑形镜的早期尤其是第 1 晚，角膜中央少于 10 个针尖样的点状染色是可以接受的，和初次戴镜对角膜造成的机械与化学刺激有关，这些点染多数会在

1周之内消失。如镜片护理和摘戴方法正确，角膜地形图居中定位，则不需要处理。如体征持续存在1周以上，可以试用无防腐剂人工泪液代替润滑液，用双氧水护理液代替含有防腐剂的多功能护理液，一般无需停戴，1周内随访。

（2）中度损伤：配戴角膜塑形镜的任何阶段都不应该出现融合状的角膜糜烂/点染，如发现应积极寻找损伤的原因，对症下药。同时要停戴镜片3天以上，在3天之内随访患者，确保无并发感染。如没有感染征象，上皮一般于48小时内愈合，可以使用无防腐剂人工泪液促进愈合过程，一般不需要预防性使用抗生素。值得注意的是，如果之前的病灶较深或在同一部位有反复发生的经过，在角膜上皮愈合（无点染）之后，还需继续停戴1周以上，再尝试重新评估角膜塑形镜配适。因为新生的角膜上皮比较脆弱，上皮间的连接还比较疏松，此时若马上开始配戴镜片，很容易在同一部位再次损伤角膜上皮。

（3）重度损伤：角膜塑形术造成的角膜上皮重度损伤非常少见，可以由未治疗的中度损伤发展而来，但更多和微生物感染有关。应立即停戴镜片，邀请角膜病专家协助诊疗，以明确病因、控制感染、保护角膜透明度、保存视力为首要目的。如伴有感染，则按照2012年发表于《中华眼科杂志》的《感染性角膜病临床诊疗专家共识》的原则进行诊疗。

【结论】

1. 环曲量不足是镜片整体矢高不足的重要原因之一。

2. 环曲量不足不仅会导致镜片偏位和欠矫，而且可能损伤角膜上皮。

3. 参与角膜塑形镜验配及随访的医生和验配师必须熟练掌握角膜上皮损伤的常见原因、分级及诊疗原则。

参考文献

1. ZENG L，CHEN Z，FU D，et al. Tear lipid layer thickness in children after short-term overnight orthokeratology contact lens wear. J Ophthalmol，2020，Article ID 3602653.

2．BULLIMORE M A，SINNOTT L T，JONES-JORDAN L A. The risk of microbial keratitis with overnight corneal reshaping lenses. Optom Vis Sci，2013，90：937-944.

3．WATT K G，SWARBRICK H A. Trends in microbial keratitis associated with orthokeratology. Eye Contact Lens，2007，33（6 Pt 2）：373-377.

4．中华医学会眼科学分会角膜病学组．感染性角膜病临床诊疗专家共识．中华眼科杂志，2012，48：72-75.

5．TERRY R L，SCHNIDER C M，HOLDEN B A，et al. CCLRU standards for success of daily and extended wear contact lenses. Optom Vis Sci，1993，70：234-243.

6．中华医学会眼科学分会角膜病学组．我国角膜上皮损伤临床诊治专家共识．中华眼科杂志，2016，52：644-648.

案例六　环曲设计的误用

【摘要】

一位 9 岁女孩，因控制近视需要验配角膜塑形镜。在配戴镜片的早期即出现左眼镜片偏位与塑形不良，经诊断为矢高不足，更换镜片后解决问题。随着配戴时间延长，右眼镜片逐渐发生下偏，晨起镜片嵌顿难摘，镜片塑形力和矫正视力下降。经诊断为误用环曲设计导致矢高过高，更换球面镜片后解决问题。该案例提示我们：①在不对称角膜、不规则散光中应谨慎解读角膜地形图高度差和使用环曲设计镜片；②当镜片矢高过高发生时，应按直径、环曲量、AC 区曲率的诊断顺序排除。

【案例汇报】

影响 VST 镜片矢高的三大主要因素为镜片直径、环曲量和 AC 区曲率，矢高过低易导致镜片向水平或上方偏位、塑形力不均匀、角膜顶点上皮损伤，矢高过高则经常表现为镜片向下方偏位、活动度小、中央岛、角膜压痕。在临床验配中，更常遇到的配适不良原因为矢高过低，少数为矢高过高。本案例汇报一例双眼配镜后右眼矢高偏高、左眼矢高偏低导致双眼视力不佳，最终通过先后更换双眼镜片参数解决。

患者女性，9 岁，因双眼近视增长过快验配角膜塑形镜。患者无高度近视家族史、过敏史或全身病史，无眼部疾病或外伤史。她的双眼基线眼球参数见表 2-6-1，基线角膜地形图如图 2-6-1、图 2-6-2 所示。

表 2-6-1　双眼基线眼球参数（2019 年 10 月）

检查项目	右眼	左眼
屈光度	−3.75DS=1.0	−3.50DS/−0.50DC×5=1.0
眼轴长度 /mm	24.61	24.65
HVID /mm	12.3	12.2
e 值	0.57/0.43	0.52/0.33
FK/SK	42.50D/43.00D	42.00D/43.50D
8mm 平均高度差 /μm	28	34
初次配镜参数	VST 42.50/−3.75/11.0，AC42.25，T1.50	VST 42.00/−3.75/11.0，AC42.00，T1.50

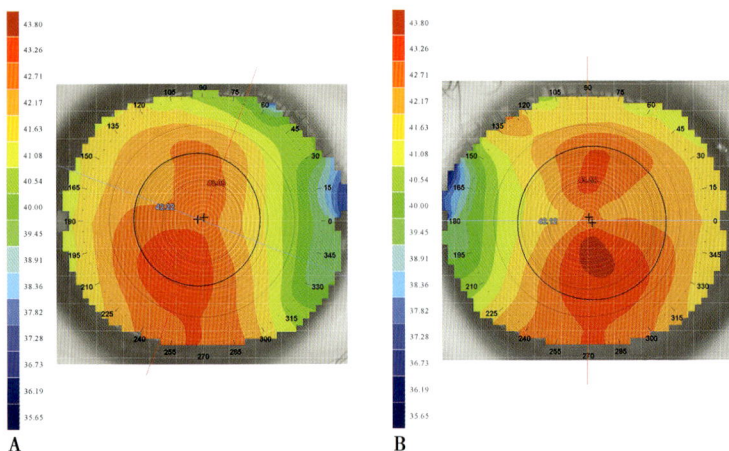

图 2-6-1　双眼配戴角膜塑形镜前轴向图
A. 右眼；B. 左眼。

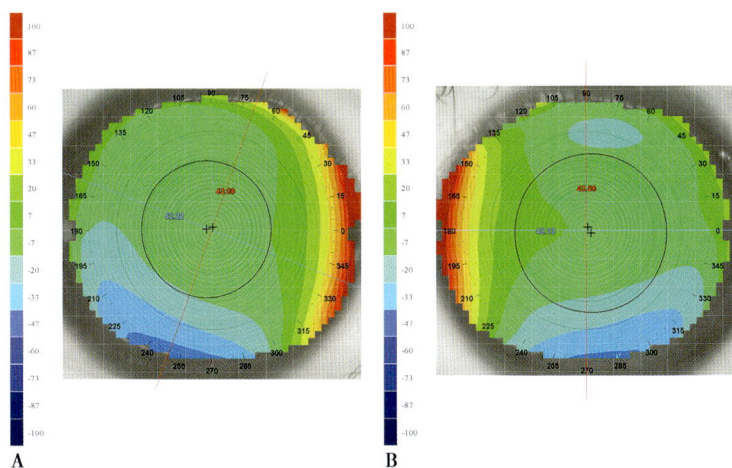

图 2-6-2 双眼配戴角膜塑形镜前高度图
A. 右眼；B. 左眼。

第 1 天、1 周、1 个月随访时发现右眼地形图始终呈居中定位或轻度偏位（图 2-6-3），左眼地形图从最初的颞下方轻度偏位到后来的颞侧严重偏位（图 2-6-4）。

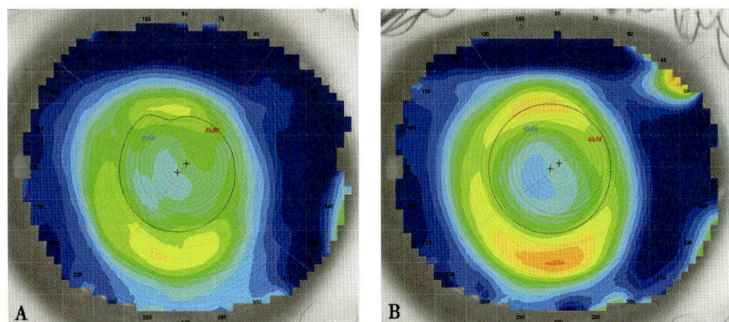

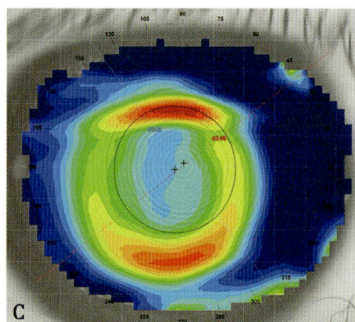

图 2-6-3　右眼配戴原始镜片随访切向图
A. 第 1 天；B. 1 周；C. 1 个月。

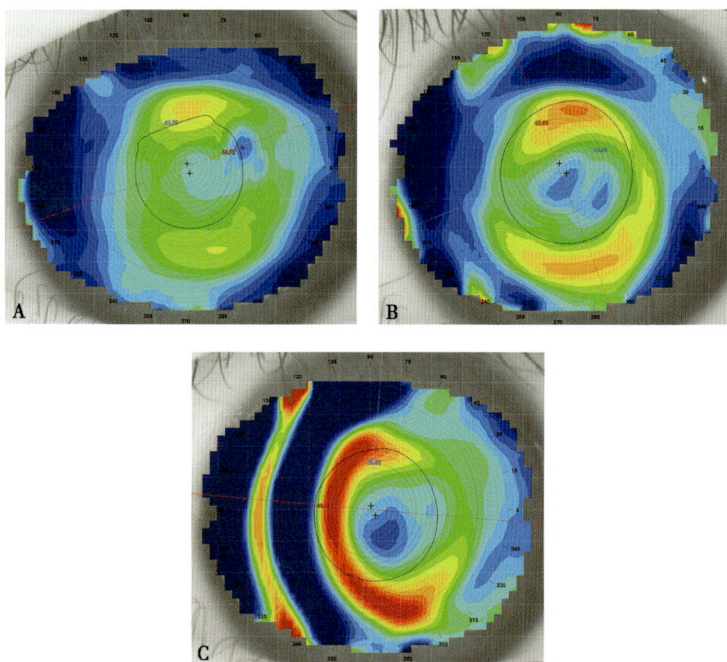

图 2-6-4　左眼配戴原始镜片随访切向图
A. 第 1 天；B. 1 周；C. 1 个月。

　　结合地形图与配适评估，判断左眼镜片矢高偏低由 AC 区曲率过平导致，故调整左眼镜片参数为 VST 42.00/−3.75/11.0，

AC42.25，T1.50。左眼取新镜片时的静态荧光配适如图 2-6-5 所示，可见镜片居中定位，边翘完整且高度适中，定位区均匀着陆，中央矢高理想。新镜片配戴 1 个月随访时左眼角膜地形图呈轻度下偏（图 2-6-6），双眼视力为 1.0。

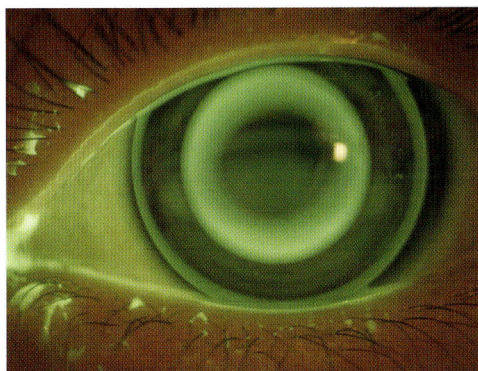

图 2-6-5 左眼取新镜片时的静态荧光配适图（VST OS 42.00/−3.75/11.0，AC42.25，T1.50）

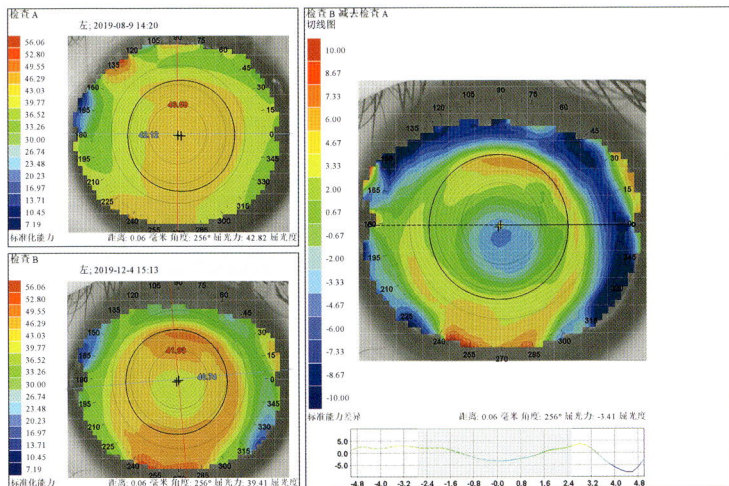

图 2-6-6 左眼新镜片配戴 1 个月切向差异图（VST OS 42.00/−3.75/11.0，AC42.25，T1.50）

后随访过程中左眼视力稳定在 0.8~1.0，右眼视力在 0.5~0.8 之间波动，且家长主诉右眼镜片晨起难摘，摘镜后右眼存在异物感、畏光等不适。在 24 个月随访做镜片配适评估时，发现荧光素难以进入镜下，在推入荧光素之后可见镜片边翘尚可，但定位区非常紧，反转区有小气泡，整体镜片呈现拱顶的矢高偏高状态（图 2-6-7）。

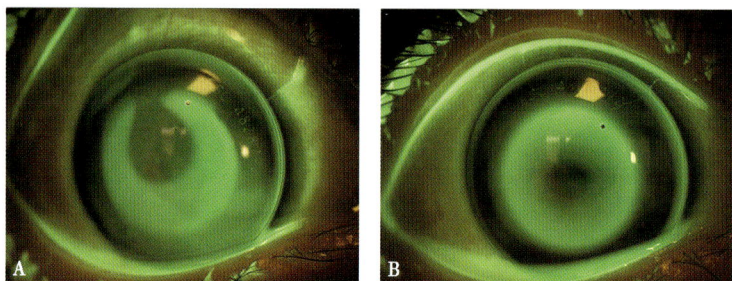

图 2-6-7　24 个月随访时配适评估

A. 右眼荧光素无法进入镜下；B. 当荧光素推入镜下后发现 AC 紧、中央矢高偏高。

为鉴别右眼镜片矢高偏高的原因，试戴球面设计镜片：VST OD 42.25/−3.00/11.0，动态配适显示镜片活动度适中，荧光素迅速进入镜下，呈现理想的配适状态（图 2-6-8）。因此，为患者右眼重新订片：VST OD 42.25/−4.50/11.0，AC42.25。

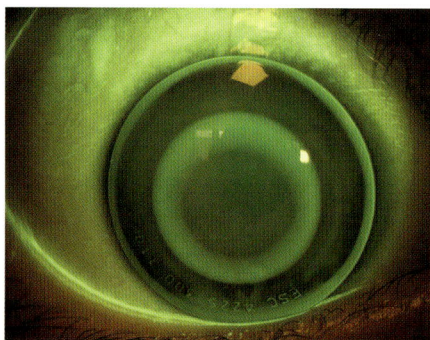

图 2-6-8　右眼重新试戴镜片的荧光静态配适（VST OD 42.25/−3.00/11.0）

【讨论】

1. 环曲镜片使用的最佳适应证　在前一章中我们提到，角膜对称边 - 边散光是环曲设计镜片使用的最佳适应证，因为折叠对称的镜片与折叠对称的角膜形态完全吻合。当角膜散光不对称时，镜片难以在角膜上找到"等高线"（即地形图上曲率相近的环）而居中着陆。图 2-6-9 示对称的角膜形态，镜片可以在角膜 4.0～4.5mm 半弦长位置沿"等高线"（红色虚线）稳定着陆，故塑形后镜片呈完美居中定位。而本案例角膜基线地形图提示角膜本身不对称，其中颞下方曲率更陡、高度更低，不存在明显的"等高线"，多数情况下镜片会向颞下方偏位。

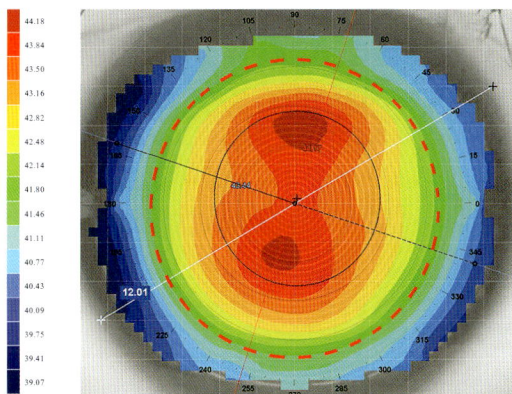

图 2-6-9　轴向图示对称的角膜在 4mm 半弦长部位存在"等高线"（红色虚线），提示角膜该部位 360°形态相近，镜片定位区可以在此稳定均匀着陆

我们前期的研究发现，大多数角膜呈颞下方曲率更陡、高度更低的不对称状态，角膜塑形镜的偏位方向也最常见于颞下方，偏心量平均为 0.72mm±0.26mm；角膜不对称程度越高，偏位越明显，两者呈显著相关[1]。对于基线地形图角膜不对称比较明显、尤其伴有中度近视的案例，应谨慎选择塑形镜验配，特

别是环曲镜片的使用。本案例虽然基线地形图提示 8mm 弦长角膜平均高度差为 28μm，但角膜中心散光仅为 0.88D，且形态为非对称的不规则散光，在无法确定是否使用环曲设计时应首先考虑试戴球面镜片。

2. 镜片矢高过高的诊断思路　镜片直径过大、环曲量过高和 AC 区曲率过陡，是造成 VST 镜片矢高过高的三大主要因素。但正如前一章所述，当镜片矢高不足时根据荧光配适不难鉴别出原因，但当镜片矢高过高时其表现却惊人的相似：镜片活动度小、荧光素难以进入镜下、AC 区紧、BC 区拱顶（如本案例）。此时应按以下顺序依次排除：直径、环曲、AC 区。

（1）直径：前一章中提到镜片总直径（TD）的选择原则。对于欧几里德镜片设计而言，比较合适的 TD=HVID-1.0。该患者 HVID 为 12.2mm，配戴 11.0mmTD 的镜片未超出角膜缘，360° 边翘完整可见，故判断镜片直径合适。

（2）环曲：由于本案例右眼在动态配适评估时荧光素难以进入镜下，在垂直方向尤其如此（图 2-6-7），角膜散光小于 1D 且形态不符合对称边 - 边散光，考虑环曲量过大。重新试戴相同 AC 区、其他参数不变的球面镜片发现配适理想，证实环曲设计使用失误。

（3）AC 区：本案例右眼角膜平均 e 值为 0.5，在 FK 的基础上选择 AC 区曲率导致 AC 区过紧的可能性不大，实际证明 AC=FK 的球面镜片配适理想，不需要放平 AC 区以进一步降低矢高。

【结论】

1. 在不对称角膜、不规则散光中应谨慎解读角膜地形图高度差和使用环曲设计镜片。

2. 当镜片矢高过高发生时，应按直径、环曲量、AC 区曲率的诊断顺序依次排除。

参考文献

1. CHEN Z，XUE F，ZHOU J，et al. Prediction of orthokeratology lens decentration with corneal elevation. Optom Vis Sci，2017，94（9）：903-907.

案例七　高 *e* 值角膜的困局

【摘要】

一位 14 岁女孩因摘镜需求验配角膜塑形镜。检查时发现角膜平均 *e* 值达到 0.75，试戴时镜片周边部紧、边翘窄、活动度小，于是在放松 AC 区的同时也调整了 AC_2 和 PC 区的曲率。取镜时发现镜片周边部配适好，但镜片矢高低，综合动静态配适判断由环曲量不足所致，增加环曲量重新订片后镜片呈理想配适。该案例提示我们：高 *e* 值角膜塑形容易发生周边部紧、边翘窄、镜片嵌顿等问题，需要选择非球面高、周边部平、调整空间较大的镜片进行塑形，在放平 AC 区的同时，有时还需要额外放平 AC_2 和 PC 区，以抬高边翘、增加泪液循环。

【案例汇报】

角膜 *e* 值，又称椭圆偏心指数，体现角膜非球面程度，即角膜曲率从中央到周边的变平速度，*e* 值越接近于 1，则角膜周边越平坦。大多数角膜塑形镜最适配的角膜 *e* 值为 0.5 左右，换言之，这些镜片在 *e* 值更高的角膜上会表现为周边紧、边翘低。要如何修改镜片参数使镜片的几何结构和高 *e* 值角膜更加匹配呢？本案例汇报一例高 *e* 值角膜患者，在试戴角膜塑形镜时发生镜片周边部紧、边翘窄、镜片吸附，通过修改镜片的第二定位区（AC_2）和周边弧（PC）区的曲率半径，使镜片达到可接受的配适。

患者女性，14 岁，因摘镜需求验配角膜塑形镜。患者无高度近视家族史、过敏史或全身病史，无眼部疾病或外伤史。她的双眼基线眼球参数见表 2-7-1，基线角膜地形图见图 2-7-1。由于该患者双眼情况类似，仅选择左眼进行汇报。

表 2-7-1　双眼基线眼球参数

检查项目	右眼	左眼
屈光度	−4.00DS/−0.75DC×160=1.0	−3.75DS/−1.25DC×5=1.0
眼轴长度 /mm	24.89	24.88

续表

检查项目	右眼	左眼
HVID/mm	11.8	11.8
e 值	0.77/0.73	0.76/0.73
FK/SK	43.75D/45.00D	43.75D/45.25D
8mm 平均高度差 /μm	16	22
初次试戴参数	VST 42.75/−3.00/10.6	VST 42.75/−3.00/10.6
第一次订片参数	VST 43.75/−4.25/10.6, AC_1 42.75,AC_2 40.75 PCR12.0	VST 43.75/−4.25/10.6, AC_1 42.75,AC_2 40.75, PCR12.0
第二次订片参数		VST 43.75/−4.25/10.6, AC_1 42.75,AC_2 40.75, PCR12.0,T1.25

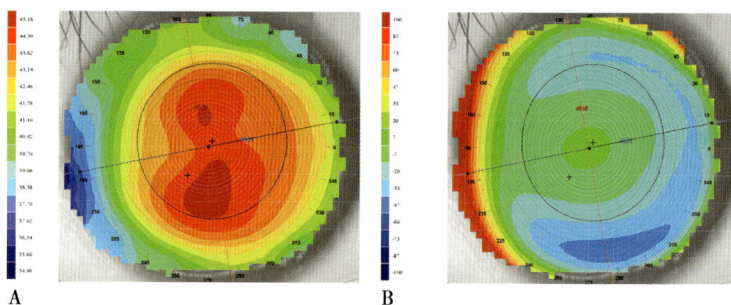

图 2-7-1　左眼配戴角膜塑形镜前角膜地形图
A. 轴向图；B. 高度图。

【验配过程】

1. 角膜地形图解读　左眼角膜屈光力分布均匀，有 Kappa 角，角膜散光带不宽，中心散光为 1.34D，8mm 弦长平均高度差分别为 22μm；平均 e 值高达 0.75，角膜周边部平坦。

2. 验配思路　患者为 14 岁青少年，睡眠作息规律但用眼需求高，对视力与视觉质量要求高；角膜 e 值高对塑形力有保证，但角膜周边非常平坦，镜片会存在不活动的风险，应首选 e 值较大的镜片设计进行试戴。

3. 选片思路

（1）镜片直径：HVID=11.8mm，首选的 VST 镜片直径为 10.6～10.8mm；

（2）是否环曲设计：8mm 弦长角膜高度差不超过 30μm，首选球面设计；

（3）AC 区曲率：根据 AC=FK−0.25×（e−0.55）/0.05 计算，AC=42.75（OS）。

4. 试戴　OS：VST 42.75/−3.00/10.6（图 2-7-2）。

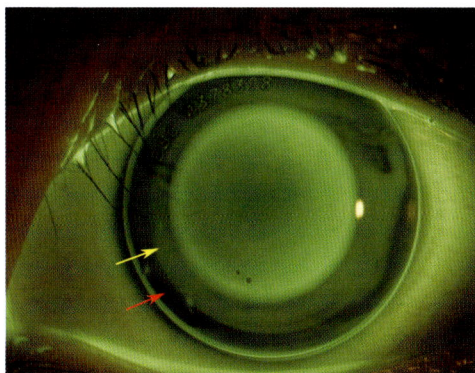

图 2-7-2　左眼第一次试戴，荧光素难以进入镜下，推动镜片至荧光素进入后，见镜片直径覆盖度好，中心定位，360° 边翘极窄，第二定位区（AC$_2$，红色箭头）靠近周边弧的位置比第一定位区（AC$_1$，黄色箭头）更紧，光学区轻度荧光堆积显示"拱顶"状态（VST 42.75/300/10.6）

5. 试戴结果解读　左眼镜片边翘窄、AC$_2$ 紧提示镜片矢高过高，而此时 AC$_1$ 已在 FK 基础上放平 1D。考虑到患者角膜平均 e 值达到 0.75，本案例中使用的 VST 镜片（欧几里德）默认 1.50D 的 ΔAC 值（AC$_1$-AC$_2$）使镜片的非球面性不足以适配很平坦的周边角膜，应当尝试增加 ΔAC 值、放平 AC$_2$，同时增加 PC 区曲率半径，以使镜片的着陆点内移，降低镜片矢高的同时增加镜下泪液交换。第一次订片参数：VST OS 43.75/−4.25/10.6，AC$_1$ 42.75，AC$_2$ 40.75，PCR 12.0。

6. 第一次取镜结果（图 2-7-3）。

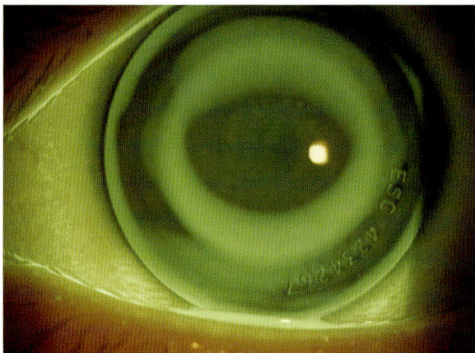

图 2-7-3 左眼第一次取镜时发现镜片活动度过大，垂直方向荧光逃逸，镜片覆盖度佳，边翘和 AC_2 与试戴时相比明显变宽、抬高，AC_1 有荧光堆积，镜片 BC 区接触角膜顶点提示矢高偏低（VST 43.75/−4.25/10.6，AC_1 42.75，AC_2 40.75，PCR 12.0）

　　7. 第一次取镜后过夜配戴复查　左眼角膜中央上皮轻度损伤，地形图示镜片居中定位，离焦环尚封闭，治疗区内塑形力不均匀，呈"中央岛"样改变（图 2-7-4）。

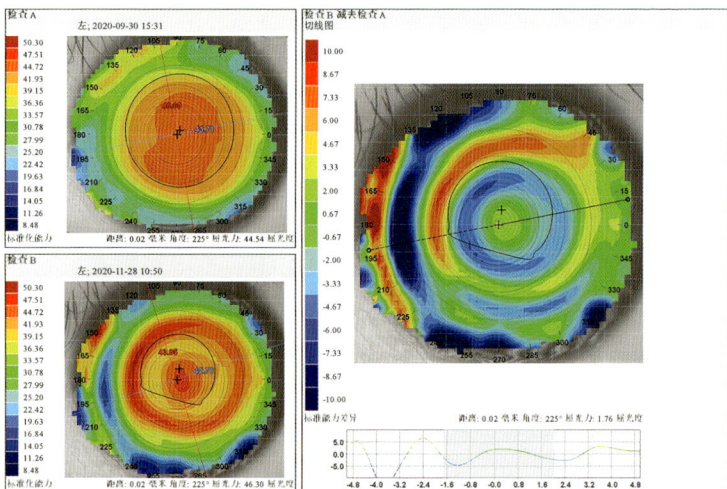

图 2-7-4 左眼过夜配戴后切向差异图（VST 43.75/−4.25/10.6，AC_1 42.75，AC_2 40.75，PCR 12.0）

8. 第一次取镜与过夜配戴评估 镜片矢高过低导致治疗区内塑形力不均匀、中央岛与角膜顶点上皮损伤。从动态与静态荧光配适评估判断，镜片矢高偏低的原因主要与环曲量不足有关，也可能与 AC_1 过平有关。对比试戴与取镜时的荧光形态，决定暂不改变 AC_1，增加少量环曲量以增加镜片矢高，再根据修改结果判断是否需要修改 AC_1。第二次订片参数：VST OS 43.75/−4.25/10.6，AC_1 42.75，AC_2 40.75，PCR 12.0，T1.25。

9. 第二次取镜结果（图 2-7-5）。

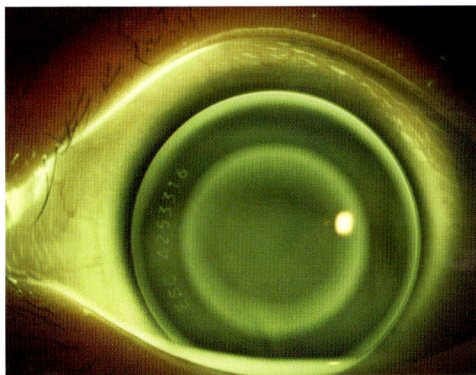

图 2-7-5 左眼第二次取镜时镜片活动度适中，镜片覆盖度佳，360°边翘可见、高度适中，定位区均匀着陆、无荧光逃逸，镜片基弧区未接触角膜顶点或呈现拱顶（VST 43.75/−4.25/10.6，AC_1 42.75，AC_2 40.75，PCR 12.0，T1.25）

10. 第二次取镜后 1 周复查 左眼视力 1.0，角膜上皮健康，地形图示镜片呈轻度颞侧偏位（Kappa 角所致），离焦环封闭，治疗区内塑形力均匀，视轴顶点塑形力约 4.5D（图 2-7-6）。

11. 第二次取镜后 1 个月复查 左眼视力 0.8，角膜上皮健康，地形图示镜片呈轻度颞侧偏位（Kappa 角所致），离焦环封闭，治疗区内塑形力均匀，视轴顶点塑形力约 4.0D（图 2-7-7）。

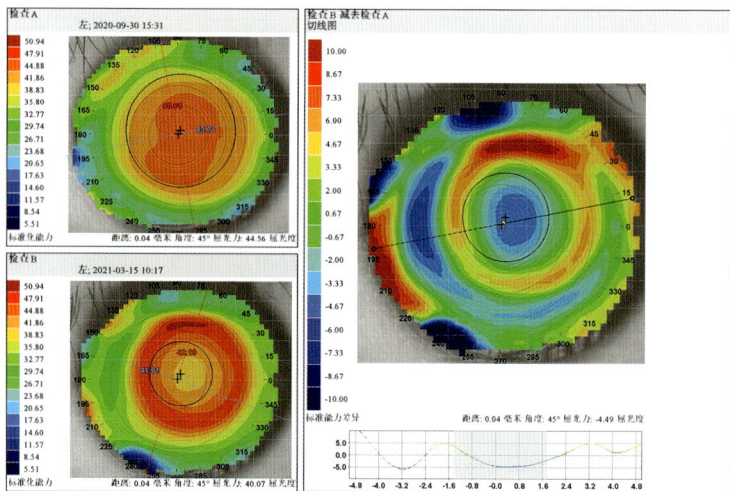

图 2-7-6 左眼第二次取镜后 1 周复查切向差异图（VST 43.75/−4.25/10.6，AC₁ 42.75，AC₂ 40.75，PCR 12.0，T1.25）

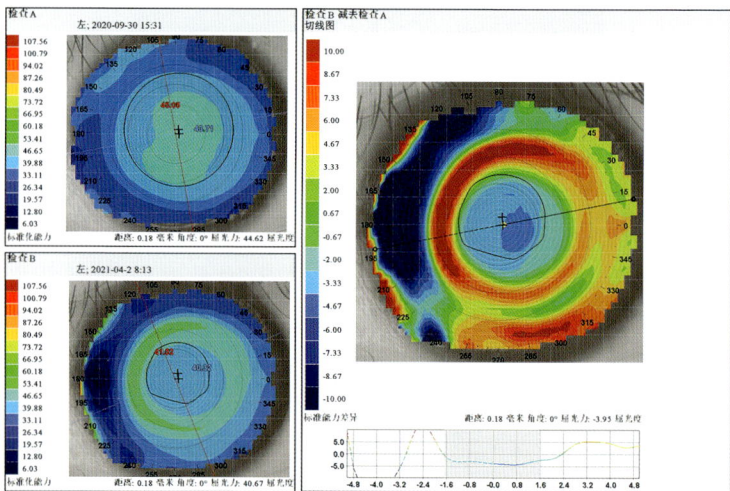

图 2-7-7 左眼第二次取镜后 1 个月复查切向差异图（VST 43.75/−4.25/10.6，AC₁ 42.75，AC₂ 40.75，PCR 12.0，T1.25）

【讨论】

1. 高 e 值角膜塑形的挑战　角膜 e 值偏高意味着角膜周边比中央明显更平，为塑形带来更大的空间。但同时，这种角膜形态与大多数镜片的几何形态不太相符，因此如果不做镜片参数的调整、直接按照 FK 选择 AC 区进行配戴，会导致镜片的着陆夹角过大（即配适紧），出现边翘窄、镜片活动度小，进而影响塑形效果、镜下泪液交换和角膜健康。此时应当按照公式进行 AC 区曲率的调整，选择更平坦的 AC 区曲率进行适配。

本案例 FK 为 43.75D，根据公式选择 42.75D 作为第一片试戴片的 AC 区曲率。试戴时发现镜片的周边部"过紧"，镜片有效着陆点靠近角膜缘而非 AC_1 对应的部位，导致整体镜片"拱顶"的矢高偏高表现。此时若继续放平 AC_1 将导致整体镜片"塌陷"，且不能有效改善周边部配适和泪液交换，因此考虑在不改动 AC_1 的情况下仅改动 AC_2 和 PC 区的曲率，增加镜片的非球面性（即镜片的 e 值）以抬高边翘。

2. AC 区设计与镜片的个性化定制　前文提到，目前国内已上市的定位区为弧形的角膜塑形镜中，一些镜片的 AC 区分为 2 个或以上的弧段，另一些则为连续非球面设计。AC 区分为 2 个弧段的镜片，AC_2 比 AC_1 更平坦。值得注意的是，体现镜片非球面性的 ΔAC（即 AC_1-AC_2）在不同的品牌设计中存在差异。以国内市场上的角膜塑形镜为例，大多数镜片的 ΔAC 在 $1.00\sim1.50$D 之间，因此某些镜片有适配高 e 值角膜的"基因"，而另一些设计则更适合中低 e 值的角膜配戴（表 2-7-2）。

表 2-7-2　目前国内已上市 VST 设计角膜塑形镜的定位弧设计，其中一些镜片的 AC 区分为的弧段，另一些为连续非球面设计

镜片品牌设计	AC 区弧段设计	AC 区弧具体参数
欧几里德 Euclid	双弧段	ΔAC 1.50D（1.00～2.00D）
阿迩发 α	双弧段	ΔAC 1.00D（0.50～2.00D）
亨泰 Hiline	双弧段	ΔAC 1.00D

续表

镜片品牌设计	AC 区弧段设计	AC 区弧具体参数
迈尔康 MyOK	单弧段连续非球面	AC 区起始到终点差异约 3.00D，因设计而异
菁视 Essence	单弧段连续非球面	AC 区起始到终点差异约 0.75～1.50D，因设计而异
视达佳	单弧段连续非球面	因设计而异
普诺瞳	单弧段连续非球面	AC 区起始到终点差异约 0.75D
露晰得 Lucid	双弧段	ΔAC 1.00D
Dreamlite	单弧段连续非球面	因设计而异
梦戴维 IV-AP	单弧段连续非球面	AC 区起始到终点差异约 0.50D，因设计而异
梦戴维 DV	单弧段连续非球面	AC 区起始到终点差异约 1.00（调节因子 1.0）～1.50D（调节因子 2.0）

【结论】

1. 高 e 值角膜塑形容易发生周边部紧、边翘窄、镜片嵌顿等问题。

2. 高 e 值角膜需要选择非球面高、周边部平、调整空间较大的镜片进行塑形。

3. 高 e 值角膜塑形需要放平 AC 区，有时还需要额外放平 AC_2 和 PC 区，以抬高边翘、增加泪液循环。

案例八　低 e 值角膜塑形镜验配

【摘要】

一位 8 岁男孩，在验配角膜塑形镜后的随访过程中视力一直欠佳。荧光配适评估并未发现配适异常，但角膜地形图显示患者角膜 e 值偏低，镜片的塑形力大多数时间低于 3D。幸运的是，该患者眼轴长度在塑形治疗后一直非常稳定，角膜健康，并且患者并没有明显的视觉质量相关主诉，亦无配戴框架眼镜补充白天矫正视力的需求。该案例提示我们：①角膜 e 值低是塑形的相对禁忌；②对于低 e 值角膜塑形效果的预判，角膜地形图比荧光配适评估更具参考价值；③成功的角膜塑形术是在矫正视力与近视控制效果方面达到医患双方的预期，而并非追求达到完美的效果。

【案例汇报】

之前的案例提到，角膜 e 值是限制塑形力的最重要参数之一。高 e 值角膜容易发生镜片嵌顿、中央角膜上皮损伤和过矫的问题，那低 e 值的角膜塑形存在哪些挑战呢？

患者男性，8 岁，因双眼近视增长过快验配角膜塑形镜。患者无高度近视家族史、过敏史或全身病史，无眼部疾病或外伤史。他的双眼基线眼球参数见表 2-8-1，基线角膜地形图如图 2-8-1、图 2-8-2 所示。

表 2-8-1　双眼基线眼球参数（2020 年 10 月）

检查项目	右眼	左眼
屈光度	−4.00DS=1.0	−3.50DS/−0.75DC×180=1.0
眼轴长度 /mm	25.52	25.67
HVID /mm	12.0	12.0
e 值	0.48/0.25	0.50/0.18
FK/SK	43.50D/43.75D	43.00D/44.50D
8mm 平均高度差 /μm	7	27
初次试戴参数	VST 43.50/−3.00/11.0	VST 43.00/−3.00/10.6，T1.50
初次订片参数	VST 43.50/−4.25/11.0	VST 43.00/−4.00/11.0，T1.50

【验配过程】

1. 角膜地形图解读　双眼角膜屈光力分布尚均匀，但 e 值偏低（平均 e 值右眼 0.36）。右眼角膜几乎无散光，左眼角膜散光总体对称且呈边 - 边形态，双眼的中心角膜散光分别为 0.35D 和 1.30D。8mm 弦长平均高度差分别为 7μm 和 27μm。

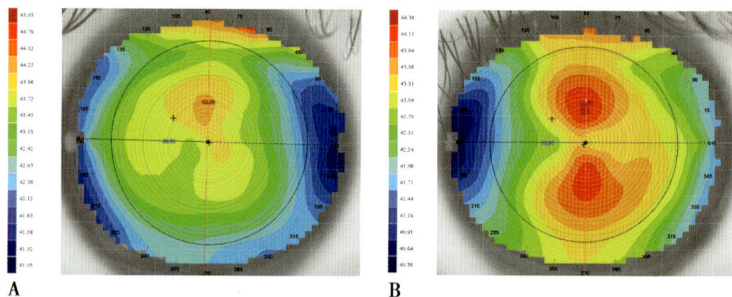

图 2-8-1　双眼配戴角膜塑形镜前轴向图
A. 右眼；B. 左眼。

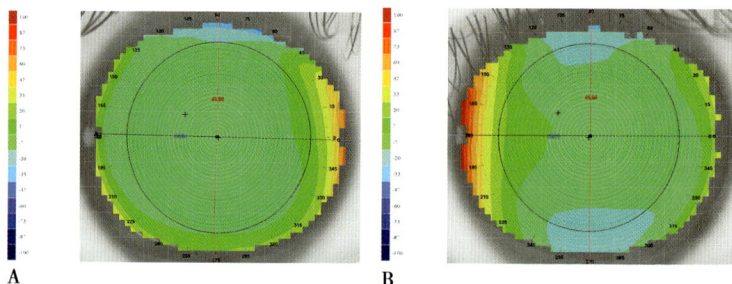

图 2-8-2　双眼配戴角膜塑形镜前高度图
A. 右眼；B. 左眼。

2. 验配思路　患者为 8 岁儿童，对视觉质量要求不高，但对近视控制效果要求较高。患者有中度近视但同时角膜 e 值偏低，有近视欠矫的风险，应告知患者及家长白天有需要配戴低度数框架眼镜作为矫正视力补充的可能性。

3. 选片思路

（1）镜片直径：HVID=12.0mm，首选的 VST 镜片直径为 11.0mm。

（2）是否环曲设计：右眼 8mm 弦长角膜高度差不超过 30μm，首选球面设计；左眼 8mm 弦长角膜高度差接近 30μm，且角膜散光大于 1.25D，先考虑试戴环曲设计。

（3）AC区曲率：双眼平均e值小于0.5，从FK开始试戴。

4．试戴

OD：VST 43.50/−3.00/11.0（图2-8-3A）；

OS：VST 43.00/−3.00/10.6，T1.50（图2-8-3B）。

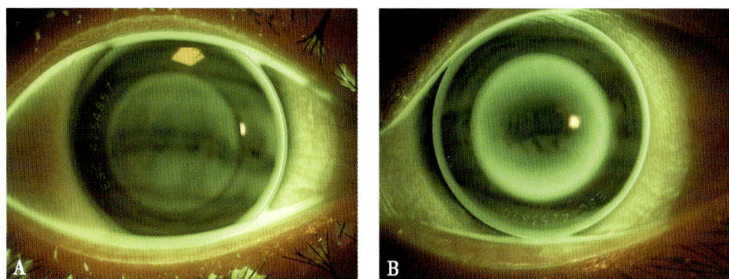

图2-8-3　双眼第一次试戴，荧光素滴入后10秒钟观察荧光图
A．右眼镜片直径能完全覆盖角膜；B．左眼镜片直径略小；双眼镜片360°边翘可见，定位区封闭良好，双眼基弧区、反转区与定位区界线分明，矢高均在可接受范围。

5．试戴结果解读　双眼试戴片定位、活动度、荧光配适均理想，左眼直径略小，可以考虑直接订片。订片参数：OD VST 43.50/−4.25/11.0，OS VST43.00/−4.00/11.0，T1.50。

6．第1天～1年复查时视力与眼轴长度记录分别见表2-8-2和表2-8-3，角膜地形图见图2-8-4。

表2-8-2　患者1天～1年复查时的视力（2020年12月—2021年11月）

配戴后随访时间	右眼视力	左眼视力
1天	0.6	0.7
1个月	1.0	0.6
3个月	0.5	0.5
6个月	0.6	0.5
1年	0.8	0.8

表 2-8-3　患者 1 个月 ~ 1 年复查时的眼轴长度（2020 年 12 月—2021 年 11 月）

配戴后随访时间	右眼眼轴长度 /mm	左眼眼轴长度 /mm
1 个月	25.46	25.61
3 个月	25.47	25.63
6 个月	25.46	25.61
1 年	25.43	25.59

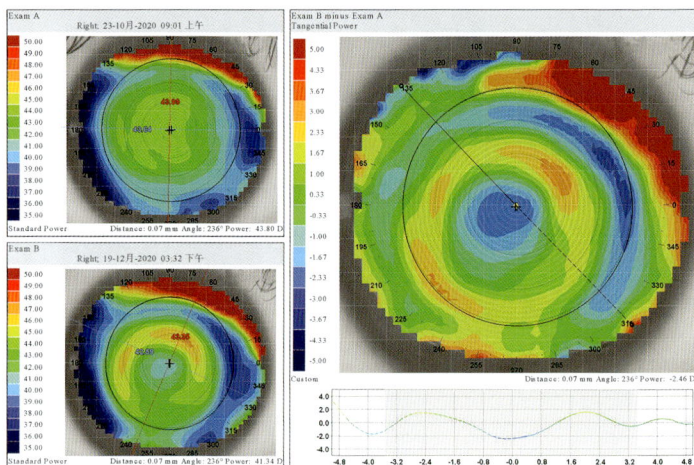

A

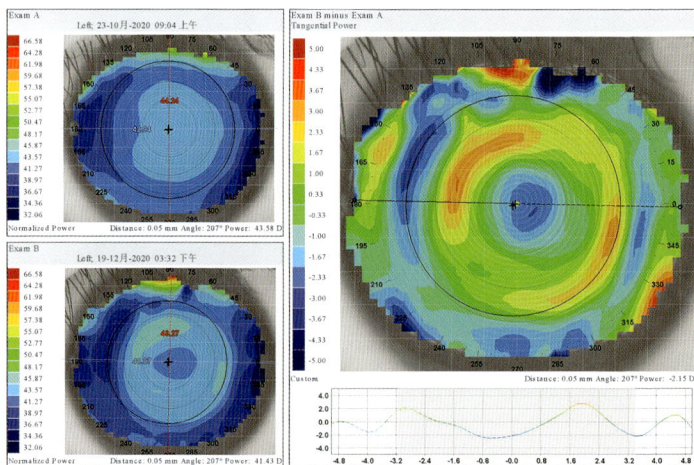

B

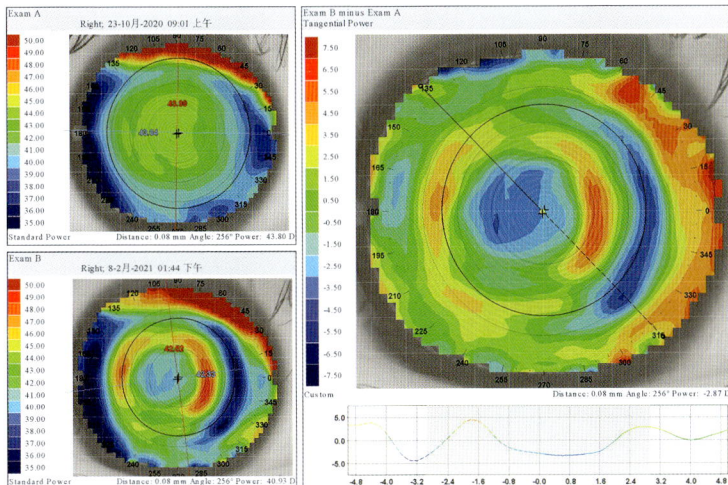

C

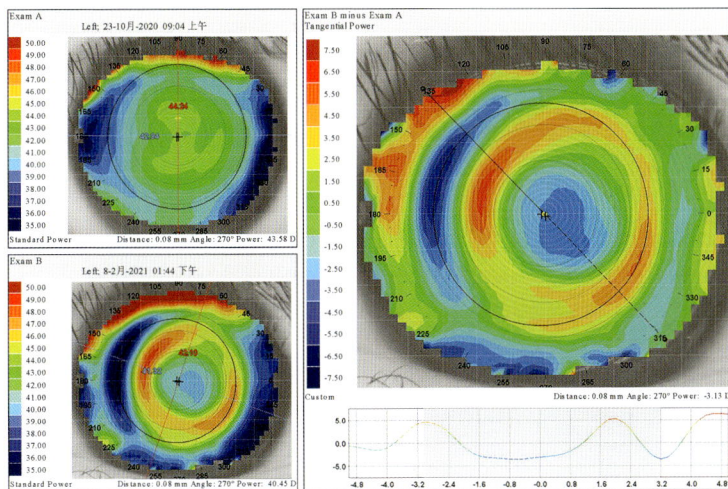

D

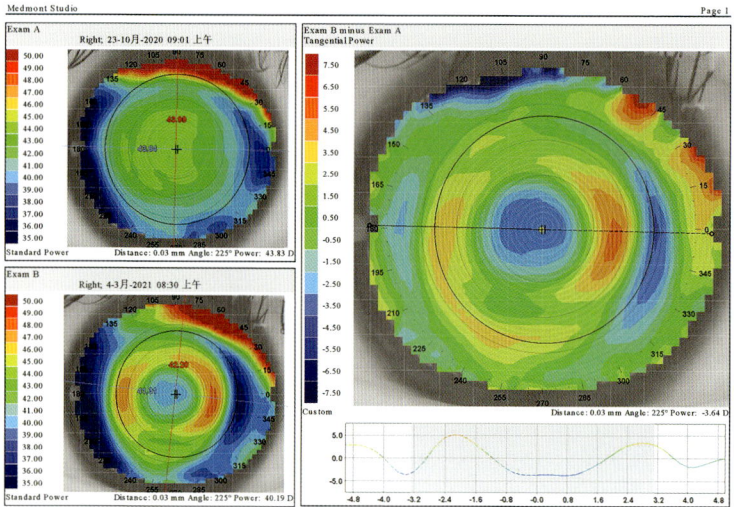

E

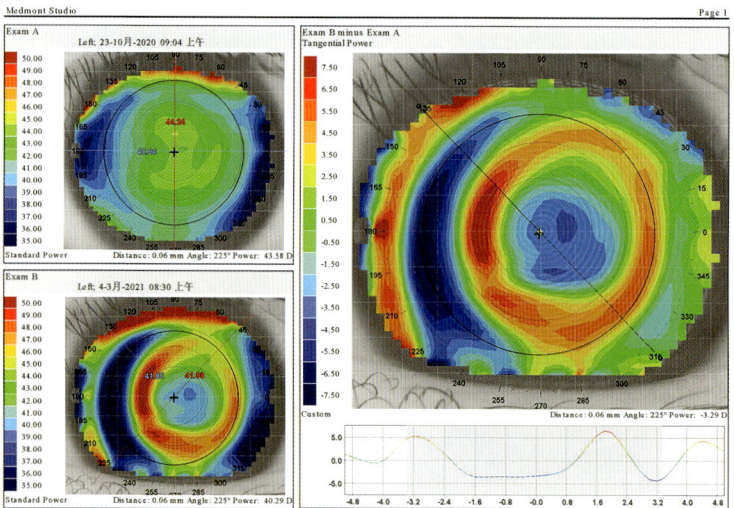

F

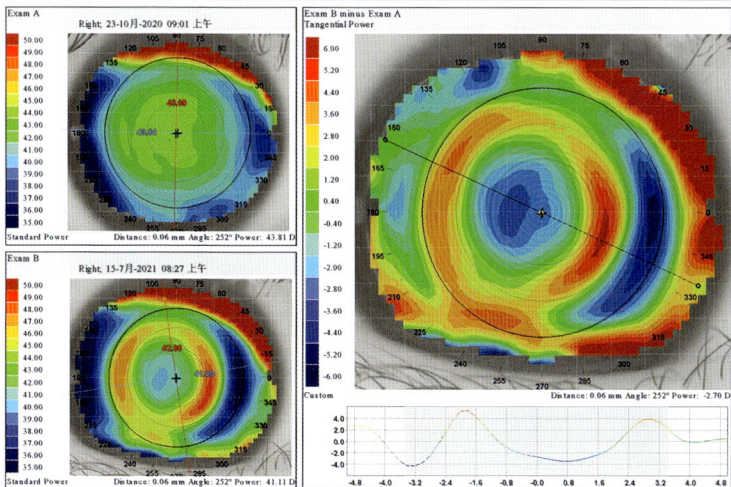

G

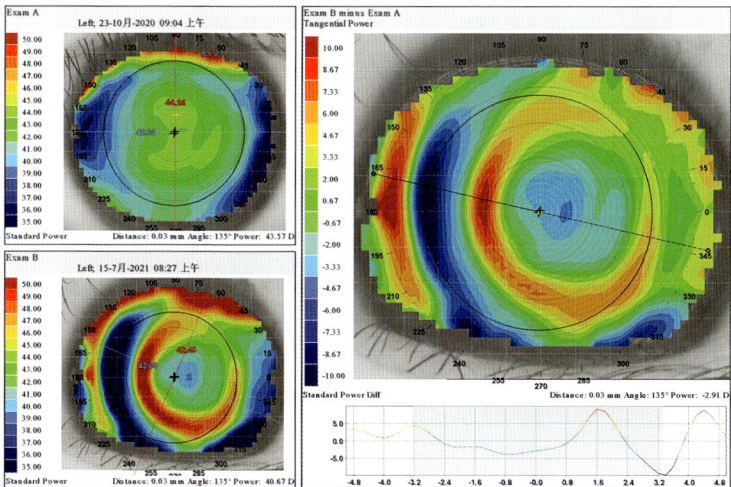

H

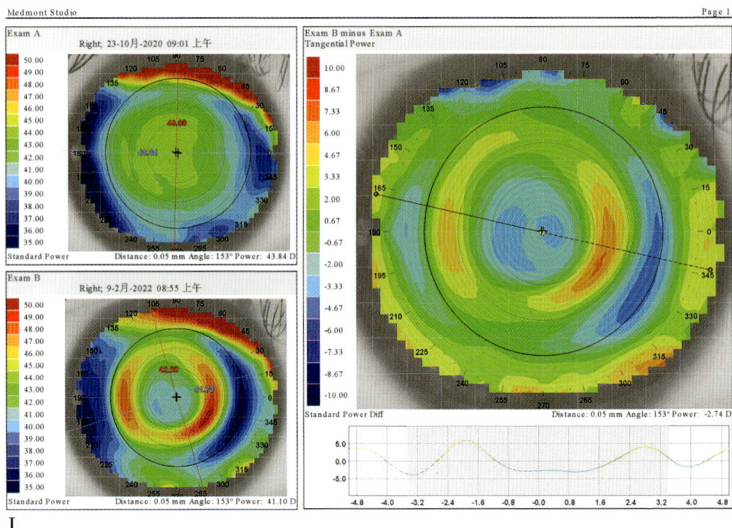

I

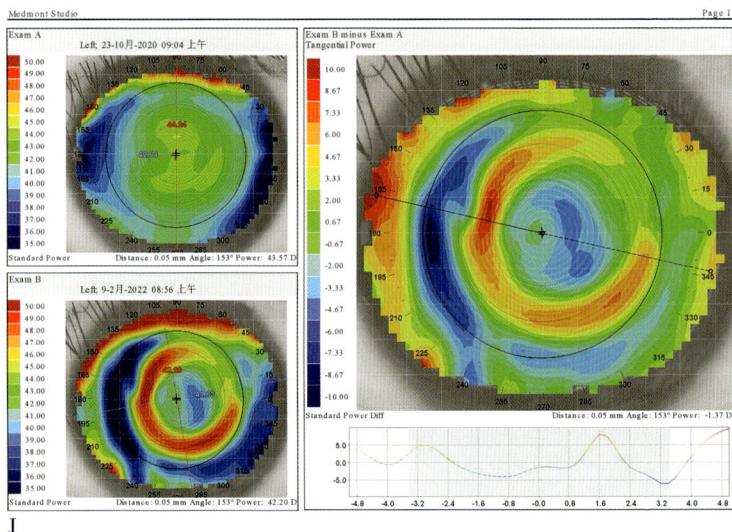

J

图 2-8-4　双眼随访时角膜地形图切向差异图

分别为 1 天、1 个月、3 个月、6 个月、1 年（A、C、E、G、I 为右眼，B、D、F、H、J 为左眼）。

诊疗思路：

（1）角膜地形图解读：双眼塑形不稳定，镜片轻度颞侧偏心，在某些时间点离焦环不完整，治疗区内塑形力尚均匀，但塑形力小于 4D，大部分时间小于 3D，是患者矫正视力不佳的主要原因。

（2）矫正视力：患者随访时矫正视力在 0.5～1.0 之间波动，但自述不需要低度数框架眼镜作为补充，能满足日常学习和生活需求。

（3）眼表健康：患者在所有随访中均未发生眼表炎症或损伤。

（4）眼轴长度：患者在 1 年的随访中眼轴长度没有增长，与基线值相比甚至有少量减少。

（5）综合评估：由于患者基线角膜 e 值偏低，虽然荧光静态配适理想，但从角膜地形图可知大部分时间镜片塑形力在 3D 以下，故导致白天矫正视力不佳。但患者年龄较小，对远用视力的要求较低，自述不需要低度数框架眼镜作为补充，能满足日常学习和生活需求。患者眼轴长度一直稳定，角膜健康。经沟通，患者本人及家长可以接受目前的治疗效果。

（6）处理

● 不更换镜片参数；

● 随访。

【讨论】

1. 低 e 值角膜谨慎塑形

本案例中患者双眼角膜平均 e 值均低于 0.4，提示整体角膜、尤其是垂直方向角膜形态接近球面，而大多数角膜塑形镜的几何形态更适合 0.5 以上的角膜 e 值，因此要达到 3D 以上的塑形力并保持稳定具有一定难度。事实证明在随访过程中大部分时间点镜片的塑形力在 3D 以下，从未达到与患者屈光度相匹配的 4D 左右，导致白天矫正视力不理想。

但除非 e 值特别低（比如 0.3 以下），否则在进行荧光配适评估时，验配者并不容易发现配适的异常。例如本案例中患者的右眼角膜呈球面形态，左眼角膜呈边 - 边散光形态，双眼分别配适球面与环曲镜片时，其试戴与取镜的荧光配适是符合预期的，并未出现镜片直径覆盖度不佳、偏位、逃逸等配适不良。因此，对 e 值偏低的角膜进行塑形时，在塑形效果的预估方面，角膜地形图比荧光配适具有更大的指导意义。

2. 怎样算成功的角膜塑形术？

对儿童青少年而言，成功的角膜塑形术是在矫正视力与近视控制效果方面达到医患双方的预期，而并非追求达到完美的效果。理解这一点非常重要，在遇到塑形条件并不理想的案例（如近视度数偏高、角膜 e 值偏低、角膜对称性欠佳等）时，充分的术前沟通有助于设定患者对结果的合理预期，有效筛选患者、判断是否继续进行角膜塑形术还是采用其他近视控制手段，避免纠纷。

（1）对矫正视力的要求：以 12 周岁为界限，通常年龄更大的青少年对视力和视觉质量要求更高，较难接受白天视力的欠矫，以及夜间眩光、光晕等视觉质量问题；年龄更小的儿童对视力和视觉质量要求相对较低，对视觉质量的下降不敏感，甚至在白天矫正视力偏低的情况下也不需要框架眼镜作为补充。这可以部分解释一些儿童患者在配戴第一副镜片时（12 岁以下），虽然视力不好却没有主诉，而更换第二、第三副镜片时（12 岁以上），虽然客观检查结果与之前相仿，患者却表示"看不清""有重影"，验配医生需要掌握这些临床规律并提前知情同意。

（2）对近视控制的要求：角膜塑形术可以同时达到摘镜和近视控制的目的，对儿童青少年而言往往后者的需求大于前者。什么是理想的近视控制效果？2019 年发表的《近视管理白皮书》中指出，儿童青少年每年近视进展≤0.50D（约等于 0.3mm 眼轴增长）为非进展性近视[1]，因此近视控制的目标可以设定为每年眼轴增长≤0.3mm。

在《角膜塑形镜验配经典案例解析》（人民卫生出版社，2021 年，陈志编著）一书的案例九中提到，儿童存在生理性眼轴增长，即随年龄增长晶状体屈光力下降，从而代偿了一部分由于眼轴延长本应该带来的屈光度变化。这个生理性眼轴增长的速度约为 0.10～0.12mm/ 年，代表大多数儿童从低度远视逐渐正视化过程中的眼球发育速度[2]。相比之下，同年龄亚洲近视儿童的眼轴增长速度超过平均 0.3mm/ 年，在父母近视时增长更快[3]。本案例患者年龄仅 8 岁，在配戴角膜塑形镜后的一年中眼轴长度几乎无增长，这在同年龄儿童中属于少见，显示出非常理想的近视控制效果。

3. 塑形治疗中眼轴缩短与脉络膜厚度改变

本案例患者在配戴角膜塑形镜后的随访过程中，眼轴长度数值存在波动，并在部分时间点出现"缩短"。这种现象非常常见，作者团队之前的研究中有接近一半的配戴者在配戴早期即出现眼轴长度"缩短"[4]。这种现象部分与脉络膜厚度增加有关，因为脉络膜厚度增加会使视网膜位置"前移"，使测量的光学眼轴长度看起来更短。

脉络膜是一层血管非常丰富的组织，除了为视网膜和巩膜提供营养与氧气，带走代谢产物与多余的热量，还在眼球正视化过程中起重要作用。在实验条件下，动物的眼球发育速度与脉络膜厚度存在偶联。比如，给动物眼前置放一个凹透镜，造成远视性离焦，动物的脉络膜厚度会很快变薄，随之而来的长期结果是巩膜胶原重塑与眼轴延长、近视增长；置放凸透镜则结果完全相反——这说明离焦信号 - 脉络膜厚度 - 眼球发育存在双向的偶联机制[5]。其中的信号通路尚未完全明确，可能与脉络膜厚度和血流增加改善了近视眼的巩膜缺氧有关，但尚存在争议[6]。

角膜塑形术通过改变角膜前表面屈光力分布，使视网膜周边离焦从相对远视状态变为相对近视状态[7]，因此推测塑形术后的脉络膜厚度增加与眼轴缩短和这种离焦状态有关。同样的现象也见于其他控制近视的光学手段如多焦框架眼镜和多焦软镜。这种脉络膜厚度的改变是可逆的，通常在诱导光学离焦的治疗结束后恢复基线水平。

【结论】

1. 角膜 e 值低是塑形的相对禁忌，应预估镜片的塑形力并与患者沟通预期效果。

2. 对于低 e 值角膜塑形效果的预判，角膜地形图比荧光配适评估更具参考价值。

3．成功的角膜塑形术是在矫正视力与近视控制效果方面达到医患双方的预期。而并非追求达到完美的效果。

参考文献

1．姜珺．近视管理白皮书（2019）．中华眼视光学与视觉科学杂志，2019，21：161-165.

2．TANG T，YU Z，XU Q，et al. A machine learning-based algorithm used to estimate the physiological elongation of ocular axial length in myopic children. Eye Vis（Lond），2020，7：50.

3．SAW S M，CHUA W H，GAZZARD G，et al. Eye growth changes in myopic children in Singapore. Br J Ophthalmol，2005，89：1489-1494.

4．CHEN Z，XUE F，ZHOU J，et al. Effects of orthokeratology on choroidal thickness and axial length. Optom Vis Sci，2016，93：1064-1071.

5．WILDSOET C，WALLMAN J. Choroidal and scleral mechanisms of compensation for spectacle lenses in chicks. Vision research，1995，35：1175-1194.

6．WU H，CHEN W，ZHAO F，et al. Scleral hypoxia is a target for myopia control. Proc Natl Acad Sci U S A，2018，115：E7091-E7100.

7．陈志，瞿小妹，周行涛．角膜塑形镜对周边屈光度的影响及其作用机制．中华眼视光学与视觉科学杂志，2012，14：74-78.

案例九　双反转弧角膜塑形镜验配

【摘要】

一位 9 岁女孩，验配了镜片后表面光学区直径（BOZD）为 5.0mm 的双反转弧角膜塑形镜（double reservoir lens，DRL）。验配者根据验配指南对试戴片的配适做出了准确判断，定制镜片后发现塑形速度非常快，塑形稳定后中央治疗区直径小、呈现典型的非球面形态，配戴 1 年发现眼轴增长缓慢。作者团队在对比不同镜片设计控制近视效果的时候发现，光学区越小、治疗区内非球面性越明显的患者，配戴角膜塑形镜后眼轴增长越慢。这个案例提示我们：①DRL 镜片的验配方法和其他角膜塑形镜类似,都遵从矢高验配的理念;②角膜塑形镜控制近视的效果与光学设计有关,其中光学区越小、治疗区内非球面性越明显的案例,近视控制效果越好。

【案例汇报】

之前的案例中使用的角膜塑形镜设计均为单一反转弧设计。DRL 有两段分开的反转弧,中间被一段着陆区分隔。这种镜片设计可以在特殊情况下(如小 BOZD)准确匹配镜片矢高,提高中心定位,加快塑形速度。本案例汇报一例 BOZD 为 5.0mm 的 DRL 镜片验配过程。

患者女性,9 岁,近两年平均近视进展速率为 −1.50D/ 年,因近视控制需要验配角膜塑形镜。该患者为初次配戴角膜塑形镜,没有活动性眼部疾病史、手术史和外伤史,没有全身疾病史。她的基础眼球参数和首片试戴片参数如表 2-9-1 所示。双眼基线轴向地形图和高度图分别如图 2-9-1 和图 2-9-2 所示。

表 2-9-1　双眼基线参数

检查项目	右眼	左眼
屈光度	−3.50DS/−0.50DC× 180=1.2	−3.25DS/−0.50DC× 175=1.2
HVID/mm	11.7	11.7
e 值	0.69/0.60	0.65/0.58
FK/SK	40.25D/41.50D	40.00D/41.50D
8mm 平均高度差 /μm	32	36
眼轴长度 /mm	25.90	25.91
首片试戴片参数	VST 39.75/−3.00/10.6, T1.50	VST 39.50/−3.00/10.6, T1.50
订片参数	VST 40.25/−3.50/10.6, T1.50	VST 40.00/−3.25/10.6, T1.50

【验配过程】

1. 角膜地形图解读　双眼角膜屈光力分布均匀,散光总体对称、下方略陡于上方,双眼的中心角膜散光分别为 1.37D 和 1.45D。8mm 弦长平均高度差分别为 32μm 和 36μm。

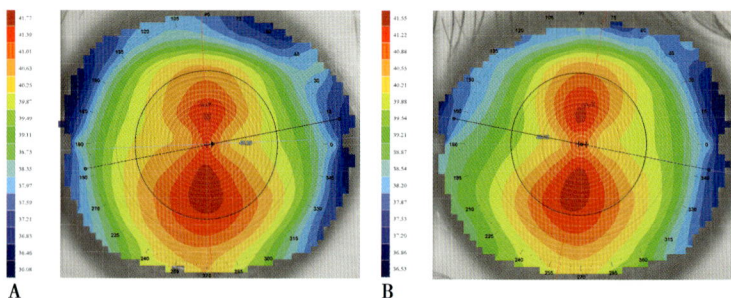

图 2-9-1 双眼配戴角膜塑形镜前轴向图

A. 右眼；B. 左眼。

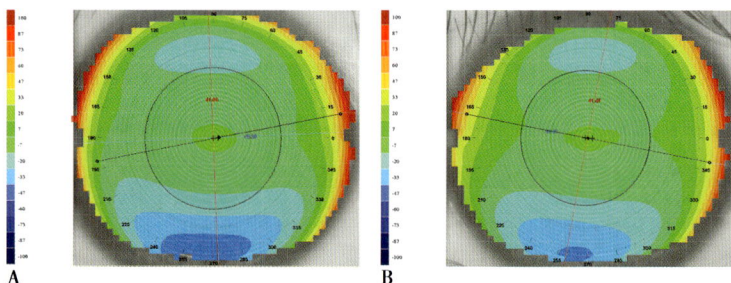

图 2-9-2 双眼配戴角膜塑形镜前高度图

A. 右眼；B. 左眼。

2. 验配思路 患者为儿童，睡眠作息规律，近视度数中等，角膜匀称，e 值适中，是配戴角膜塑形镜的理想人选。

3. 选片思路

（1）镜片直径：HVID=11.7mm，首选的 VST 镜片直径为 10.6mm；

（2）是否环曲设计：8mm 弦长角膜高度差大于 30μm，首选环曲设计；

（3）AC 区曲率：根据 AC=FK-0.25×（e-0.55）/0.05 计算，AC=39.75D（OD）和 39.50D（OS）。

4. 试戴一

OD：VST 39.75/-3.00/10.6，T1.50（图 2-9-3A）；

OS：VST 39.50/-3.00/10.6，T1.50（图 2-9-3B）。

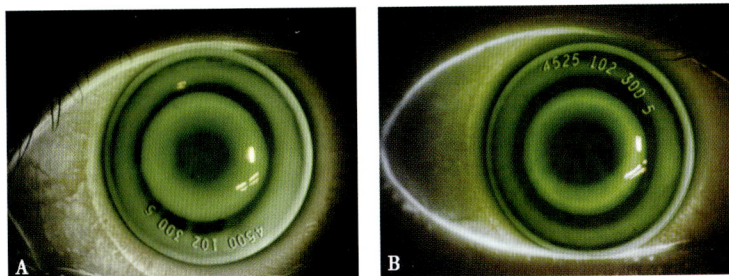

图 2-9-3　双眼第一次试戴,荧光素滴入后 10 秒钟观察,可见镜片直径能完全覆盖角膜,360°边翘可见,第一定位区均匀着陆,第二定位区荧光充盈,与第二反转区、周边弧区融合无法分辨(A 为右眼,B 为左眼)

5. 试戴结果解读　双眼试戴片定位与覆盖度理想,荧光配适提示周边翘起的矢高偏低状态,但无垂直方向泪液逃逸,提示环曲量足够,考虑通过收紧 AC 区曲率增加镜片矢高再次试戴。

6. 试戴二

OD: VST 40.25/−3.00/10.6, T1.50(图 2-9-4A);

OS: VST 40.00/−3.00/10.6, T1.50(图 2-9-4B)。

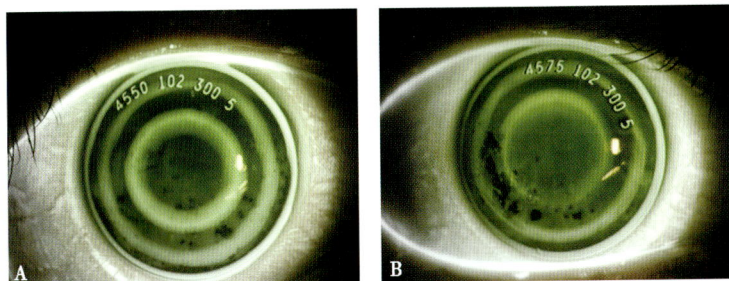

图 2-9-4　双眼第二次试戴,荧光素滴入后 10 秒钟观察,可见镜片直径能完全覆盖角膜,360°边翘可见,双定位区等宽、均匀着陆,与双反转弧区界限清晰,垂直方向无泪液逃逸(A 为右眼、B 为左眼)

7. 试戴结果解读　双眼试戴片活动度、中心定位、覆盖度、荧光配适均理想,可考虑订片:OD VST 40.25/−3.50/10.6, T1.50; OS VST 40.00/−3.25/10.6, T1.50。

8. 第1天复查　双眼均呈理想的靶眼征，反转区离焦环封闭，治疗区内塑形力均匀，呈典型的非球面形态；右眼治疗区直径约2.3mm，视轴顶点塑形力约为2.75D，左眼治疗区直径约2.4mm，视轴顶点塑形力约为2.50D（图2-9-5）。

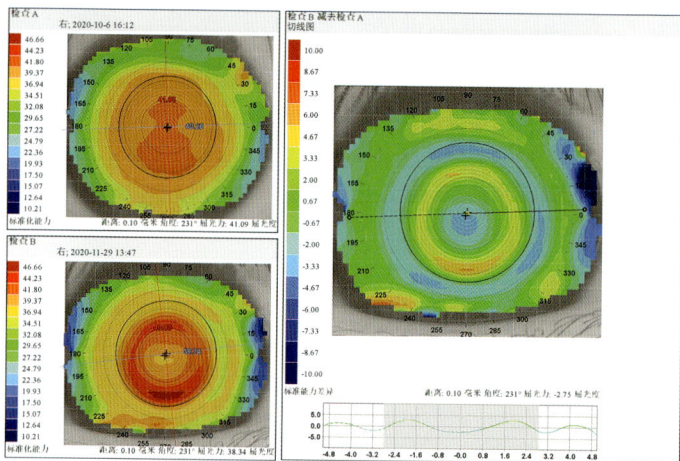

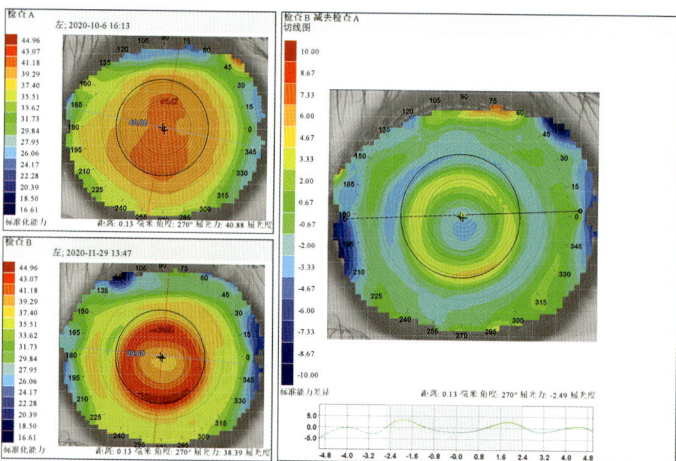

图2-9-5　双眼戴镜1晚复查切向差异图，可见双眼反转区封闭，镜片呈中心定位，治疗区内塑形力均匀，呈典型的非球面形态
A. 右眼；B. 左眼。

9. 第 1 周复查　双眼均呈理想的靶眼征,反转区离焦环封闭,治疗区内塑形力均匀,呈典型的非球面形态;右眼治疗区直径约 2.5mm,视轴顶点塑形力约为 3.75D,左眼治疗区直径约 2.5mm,视轴顶点塑形力约为 3.50D(图 2-9-6)。

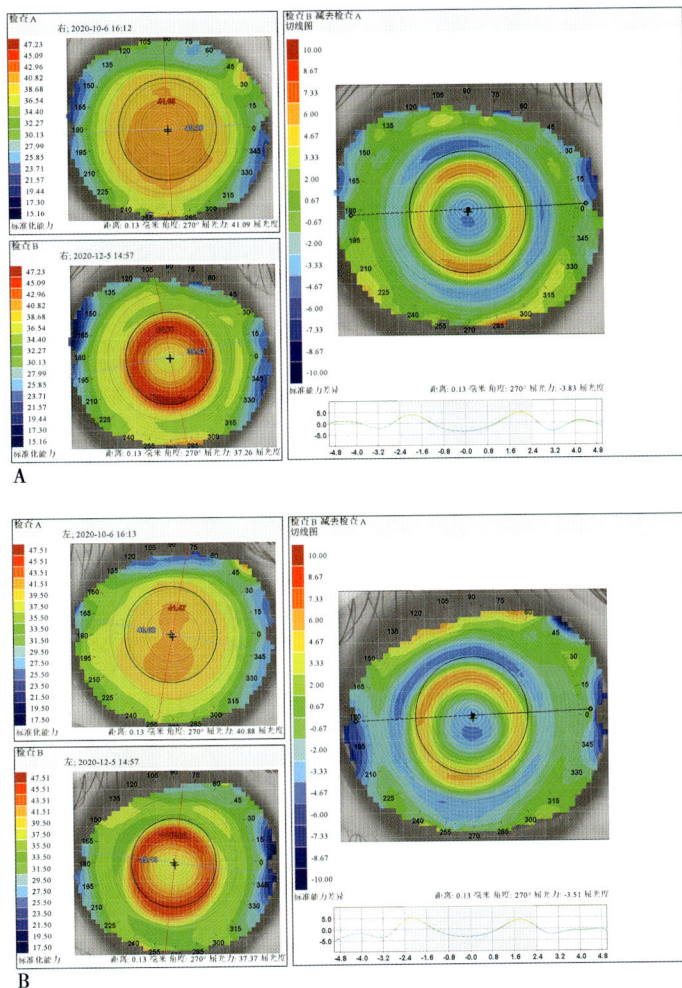

图 2-9-6　双眼戴镜 1 周复查切向差异图,可见双眼反转区封闭,镜片呈中心定位,治疗区内塑形力均匀,呈典型的非球面形态
A. 右眼;B. 左眼。

10. 第 1 年复查 双眼均呈理想的靶眼征，反转区离焦环封闭，治疗区内塑形力均匀，呈典型的非球面形态；右眼治疗区直径约 2.4mm，视轴顶点塑形力约为 3.25D，左眼治疗区直径约 2.5mm，视轴顶点塑形力约为 3.25D（图 2-9-7）。双眼眼轴长度均为 25.92mm，与基线相比几乎无增长。

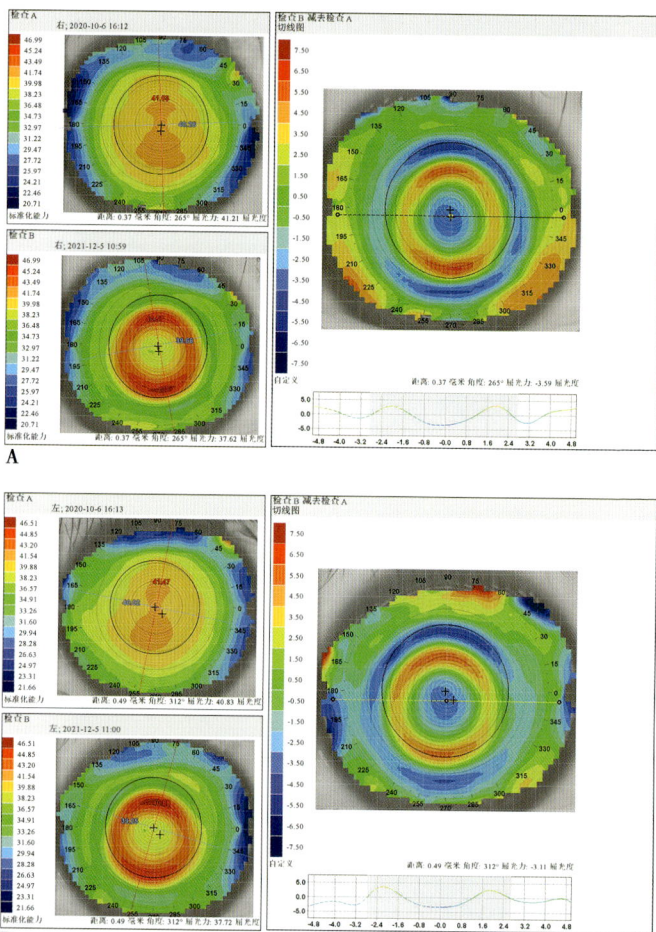

图 2-9-7 双眼戴镜 1 年复查切向差异图，可见双眼反转区封闭，镜片呈中心定位，治疗区内塑形力均匀，呈典型的非球面形态
A. 右眼；B. 左眼。

【讨论】

1. 光学区大小与屈光力分布　角膜塑形镜通过改变角膜曲率、使角膜中央变平坦，起到暂时矫正近视的目的。为达到理想的白天裸眼视力，在视轴顶点附近半径约 0.5mm 的区域内塑形力（差异图上的屈光力差值）应与患者屈光度相近。但整个治疗区内的塑形力并非均匀一致，即显示为非球面形态。从视轴顶点的最平到反转区的最陡，相对非球面的治疗区内屈光力分布曲线呈现一个"尖底锅"的形态（图 2-9-8A），相对球面的治疗区内屈光力分布曲线呈现一个"平底锅"的形态（图 2-9-8B）。研究表明，相对球面的治疗区视觉质量更好，而相对非球面的治疗区则对儿童青少年近视控制效果更佳[1, 2]。本案例 9 岁女孩处于近视进展最快速时期，在配戴角膜塑形镜前每年近视进展 −1.50D，超过正常水平，在角膜塑形镜治疗的 1 年期间眼轴无显著增长，这与使用了合适的镜片设计密不可分。

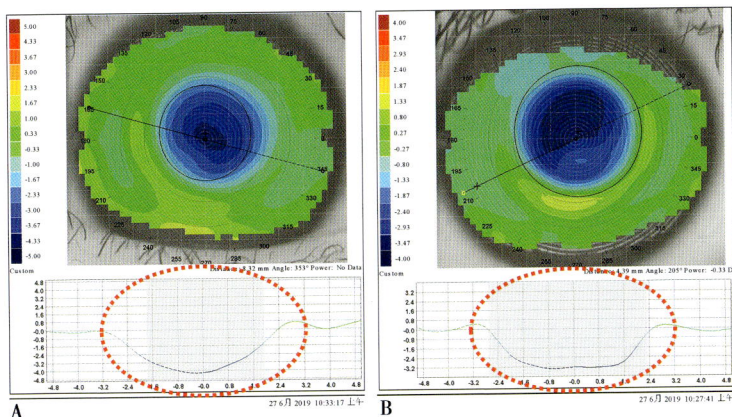

图 2-9-8　角膜塑形术后治疗区的屈光力分布呈相对非球面的"尖底锅"（A）状态和呈相对球面的"平底锅"（B）状态

如何测量治疗区（treatment zone）大小？目前尚有争议，更常用的方法是在切向差异图上测量。如图 2-9-7 所示，从视轴顶点的最平反转区的最陡，屈光力分布曲线必然会经过"零点"，代表此处角膜屈光力在塑形后无改变。沿一条子午线在角膜顶点两侧存在两个"零点"，其距离即为治疗区直径。本案例中使用 BOZD 为 5.0mm 的 DRL VST 镜片，其塑形后的治疗区直径约为 2.5mm，比传统镜片的 3.5～4.5mm 治疗区直径明显更小。研究表明，治疗区越大视觉质量越好，治疗区越小则可能对儿童青少年近视控制效果更佳，但其对近视控制的贡献不如治疗区的非球面性明显[1,3]。

值得注意的是，不是所有 5.0mmBOZD 的角膜塑形镜都可以塑形出比 6.0mmBOZD 显著更小、更非球面的治疗区，这与镜片的基弧区、中周部以及周边部的几何结构组合息息相关，只有通过一定的组合使镜下泪液的压力差满足要求时，角膜才会忠诚地塑形成设计者期望的形态。

2. 角膜塑形镜控制近视的主流假说 多数近视的儿童青少年配戴单焦点框架眼镜时，黄斑中心凹的屈光不正可被镜片全矫，但旁中心及周边视网膜却处于远视性离焦状态——这是一种在动物实验中被证实可以导致眼轴增长和近视进展的视觉刺激。如果减少周边视网膜的远视性离焦，或者增加近视性离焦，则可以延缓眼轴增长和近视进展。角膜塑形术使角膜中央变平、中周部变陡，这不仅矫正了中心屈光度，而且使周边视网膜处于近视性离焦状态，这是目前角膜塑形镜控制近视的最主要假说[4,5]。配戴角膜塑形镜的患者中，瞳孔越大[6]、治疗区越小[1,3]、治疗区内屈光形态越非球面[1,2]，眼轴增长越缓慢，这些都是支持离焦假说的证据，因为这些因素都改变了进入眼内的视网膜近视性离焦的程度或比例。

但角膜中央变平、中周部变陡所伴随的另一个光学效应是高阶像差的增加，尤其是正球差[7]。多数近视眼比非近视眼有更多负球差，在调节时更加明显[8]，因此也可以认为角膜塑形术通过增加正球差延缓近视进展。另一些研究表明，角膜塑形镜偏心不仅不会影响近视控制效果，反而使眼轴增长更缓慢，推测可能与镜片偏心导致的彗差有关[9]。以上证据均提示，角膜塑形术后眼轴增长延缓可能与高阶像差增加有关。但由于近视性离焦与正球差在光学效应上往往相伴随，需要有进一步实验设计打破两者的偶联去验证何者为主要因素。

大多数儿童青少年在近距离工作时会有明显的调节滞后，其中近视眼比非近视眼更加显著。因为调节滞后的存在，近视眼本身的周边远视性离焦在看近时加剧，从而进一步刺激眼轴增长。配戴单光框架眼镜或角膜接触镜无法减少调节滞后，但配戴角膜塑形镜可显著减少调节滞后量[10, 11]。因此，减少调节滞后和周边离焦、像差理论一起构成了角膜塑形术控制近视的三大主流假说。

3. 万变不离其宗的矢高验配理念　根据 DRL 验配指南，两段着陆区宽度相等时为 DRL 镜片最佳配适状态（图 2-9-9A），当内环着陆、外环翘起或者内环宽于外环时基弧区镜下泪液厚度不足，提示镜片矢高低（图 2-9-9B）；当内环宽度窄于外环时，提示镜片的有效接触点过于外移，使镜片处于拱顶的矢高过高状态（图 2-9-9C）。由于两段着陆区呈同心圆且距离相近，其宽窄对比显而易见，因此是 DRL 镜片配适状态的理想"指示剂"，验配者只要通过比较两段着陆区的宽度就可以准确地判断镜片矢高。

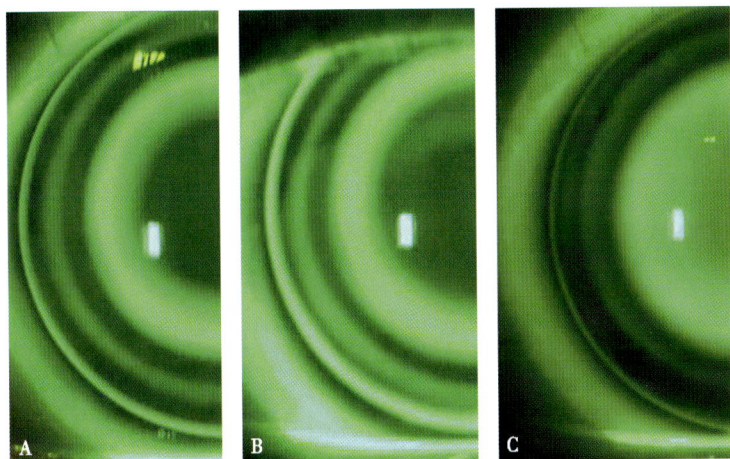

图 2-9-9　DRL 荧光静态配适图
A. 矢高理想；B. 矢高过低；C. 矢高过高。

　　和其他角膜塑形镜一样，如果给边 - 边散光角膜配戴球面设计 DRL 镜片，也会出现垂直方向泪液逃逸，尤其在高度差更大的第二着陆区更加明显。如图 2-9-10 所示，该 DRL 镜片配适在水平方向符合双着陆区等宽的理想状态，但在垂直方向第二着陆区下泪液明显逃逸（黄色箭头），导致镜片矢高过低，提示需要增加镜片环曲量使镜片矢高达到理想。

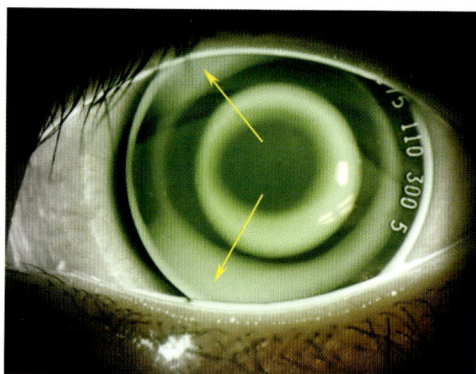

图 2-9-10　荧光静态配适显示 DRL 镜片水平方向定位区着陆理想，垂直方向定位区泪液逃逸，提示需要增加环曲量

【结论】

　　1. DRL 镜片的验配理念与其他角膜塑形镜一样，均为矢高验配，但解读荧光配适形态的方法略有不同。

　　2. 角膜经塑形后治疗区直径越小、越非球面的儿童青少年近视控制效果越好。

　　3. 角膜塑形术控制近视的主流假说为周边离焦、高阶像差与调节滞后。

参考文献

1. ZHANG Z, CHEN Z, CHEN Z, et al. Change in corneal power distribution in orthokeratology: a predictor for the change in axial length.

Transl Vis Sci Technol，2022，11（2）：18.

2. ZHANG Z，CHEN Z，ZHOU J，et al. The effect of lens design on corneal power distribution in orthokeratology. Optom Vis Sci，2022，99（4）：363-371.

3. GUO B，CHEUNG SW，KOJIMA R，et al. One-year results of the Variation of Orthokeratology Lens Treatment Zone（VOLTZ）Study：a prospective randomised clinical trial. Ophthalmic Physiol Opt，2021，41（4）：702-714.

4. 陈志，周行涛，瞿小妹，等. 不同矫正方法对儿童眼周边屈光度的影响. 中华眼视光学与视觉科学杂志，2010，12（1）：29-32.

5. 陈志，瞿小妹，周行涛. 角膜塑形镜对周边屈光度的影响及机制研究. 中华眼视光学与视觉科学杂志，2012，14（2）：74-78.

6. CHEN Z，NIU L，XUE F，et al. Impact of pupil diameter on axial growth in orthokeratology. Optom Vis Sci，2012，89（11）：1636-1640.

7. HIRAOKA T，OKAMOTO C，ISHII Y，et al. Contrast sensitivity function and ocular higher-order aberrations following overnight orthokeratology. Invest Ophthalmol Vis Sci，2007，48（2）：550-556.

8. COLLINS M J，WILDSOET C F，ATCHISON D A. Monochromatic aberrations and myopia. Vision Res，1995，35（9）：1157-1163.

9. HIRAOKA T，KAKITA T，OKAMOTO F，et al . Influence of ocular wavefront aberrations on axial length elongation in myopic children treated with overnight orthokeratology. Ophthalmology，2015，122（1）：93-100.

10. JIANG J，LONG W，HU Y，et al. Accommodation and vergence function in children using atropine combined with orthokeratology. Cont Lens Anterior Eye，2022，101704 online ahead of print.

11. DING C，CHEN Y，LI X，et al. The associations of accommodation and aberrations in myopia control with orthokeratology. Ophthalmic Physiol Opt，2022，42（2）：327-334.

案例十　高度近视塑形原则

【摘要】

一位 8 岁男孩,因父母高度近视家族史,近视发病早、进展快、度数高,在就诊时即达到 -6.00D,因控制近视需要验配角膜塑形镜。由于验配医生对高度近视验配经验不足,使用中低度常规设计后出现镜片矢高低、角膜上皮反复中度损伤、矫正视力不良,后在减小 BOZD、增加 RC 区矢高后有效增加了治疗区内塑形力,视力与角膜健康恢复正常,但在后期的配戴中又逐渐发生偏位。该案例提示我们:①高度近视并非角膜塑形术的最佳适应证,其角膜损伤、视力不稳定与近视控制不确定性的风险应在术前与患者充分沟通;②高度近视塑形要遵守小BOZD、陡 RC 区、宽 AC 区的原则,Munnerlyn 公式是指导镜片光学设计的重要参考;③高度近视控制近视的替代方案有部分矫正角膜塑形术、多焦或双焦软镜、特殊设计框架镜片和低浓度阿托品,各方法之利弊需熟练掌握。

【案例汇报】

高度近视指度数为 -6.00D 或更高的近视,给高度近视眼进行塑形需要对角膜施加较大的压力,容易造成角膜损伤、镜片定位不稳定、矫正视力不佳等问题。如角膜形态合适,高度近视眼并非不能塑形,但不是所有角膜塑形镜的镜片设计都适合高度塑形,有些镜片天生不具备高度塑形的"基因"。即使某些品牌的生产许可证允许生产降幅为 -6.00D 的镜片,也不能简单地把高度塑形的镜片看作中低度塑形镜片的"降幅增加版",因为两者的几何结构有很大区别。本案例汇报一例高度近视塑形后发生角膜损伤和矫正视力不良、经过镜片参数调整后达到理想配适的案例,借此与读者分享高度近视塑形的重要原则和理念。

患者男性,8 岁,父母高度近视家族史,6 岁初次检查时为-4.00D,2 年之内进展为 -6.00D,因控制近视需要验配角膜塑形镜。患者无活动性眼部疾病史、过敏史、手术史和外伤史,无角膜接触镜配戴史，无全身疾病史。他的基础眼球参数和首片试戴片参数如表 2-10-1 所示，基线轴向地形图如图 2-10-1 所示。由于双眼情况类似，仅选择右眼进行汇报。

表 2-10-1　双眼基线参数

检查项目	右眼	左眼
屈光度	−6.00DS/−1.00DC×180=0.9	−6.00DS/−1.00DC×180=0.9
HVID/mm	11.0	11.0
e 值	0.66/0.58	0.67/0.59
FK/SK	45.00D/46.50D	45.00D/46.50D
8mm 平均高度差 /μm	19	23
首次订片参数	VST 45.00/−6.00/10.2，AC44.50	VST 45.00/−6.00/10.2，AC44.50

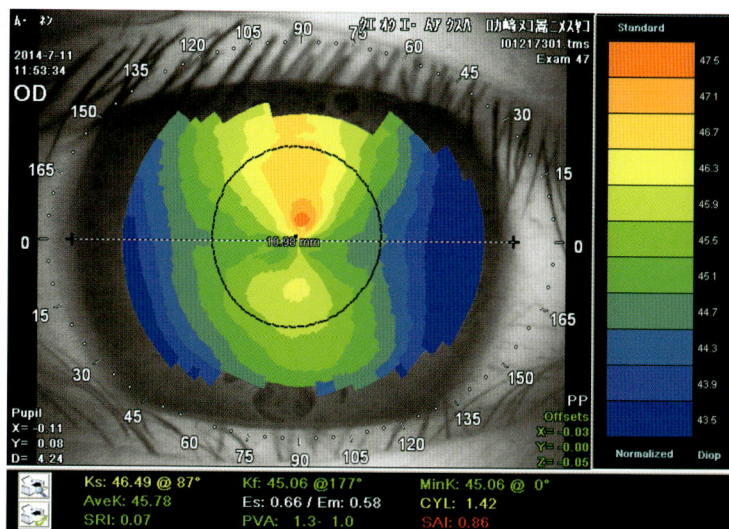

图 2-10-1　右眼配戴角膜塑形镜前轴向图

【验配过程】

1. 角膜地形图解读　右眼角膜屈光力分布均匀，散光总体对称，中心角膜散光为1.42D，8mm弦长平均高度差为19μm。

2. 验配思路　患者为儿童，有高度近视家族史，且本人近视发病早、进展快、度数高，但角膜形态理想，可以尝试使用角膜塑形镜作为近视控制的方案。需告知家长角膜损伤、矫正视力欠佳、近视控制效果不佳的可能性。

3. 选片思路

（1）镜片直径：HVID=11.0mm，首选的VST镜片直径为10.0～10.2mm；

（2）是否环曲设计：8mm弦长角膜高度差不超过30μm，首选球面设计；

（3）AC区曲率：根据AC=FK−0.25×（e−0.55）/0.05计算，AC=44.50D（OD）。

4. 试戴

OD：VST 44.50/300/10.2（无数码裂隙灯记录荧光配适影像）。

5. 试戴结果解读　右眼试戴片定位、活动度、覆盖度、荧光配适均理想，可以考虑在试戴片基础上增加降幅直接订片。订片参数：OD VST 45.00/−6.00/10.2，AC44.50（表2-10-2为该镜片的各弧段宽度）。

表2-10-2　第一次订片参数中各弧段宽度（OD VST 45.00/−6.00/10.2，AC44.50，BOZD6.0），单位均为mm

参数	BOZD	RCW	AC$_1$W	AC$_2$W	PCW
数值	6.0	0.5	0.7	0.4	0.5

6. 取镜评估　镜片活动度略小，覆盖度可，中心定位，荧光素在轻推镜片后进入，360°边翘可见，定位区着陆均匀，基弧区无荧光充盈（图2-10-2）。

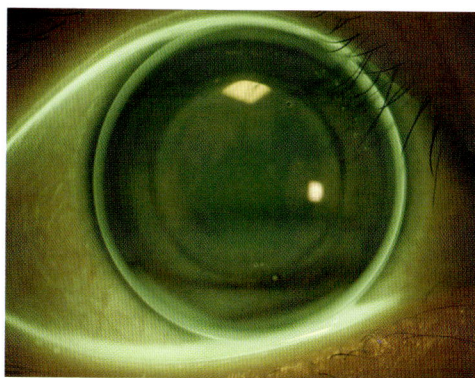

图 2-10-2 右眼第一次取镜静态配适（OD VST 45.00/−6.00/10.2，AC44.50，BOZD6.0）

7. 第1个月复查 右眼视力0.6。地形图光学区中心定位可，反转区离焦环封闭，治疗区内塑形力均匀，治疗区直径约5.7mm，视轴区塑形力约5.09D（图2-10-3）。中央角膜上皮中度损伤，无基质浸润，无睫状充血。

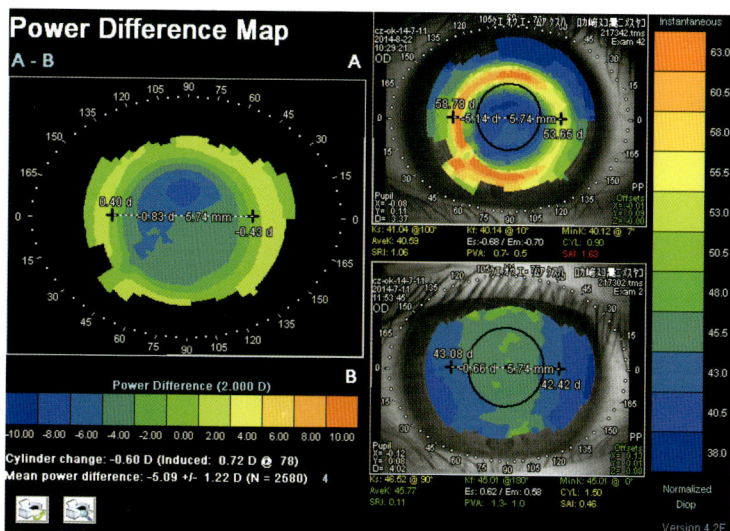

图 2-10-3 右眼戴镜1个月复查切向差异图（OD VST 45.00/−6.00/10.2，AC44.50，BOZD6.0）

8. **随访结果解读**　右眼镜片居中定位，塑形力约为 5.00D，对 −6.00D 的屈光度来说尚属欠矫；对高度近视塑形来说，治疗区偏大，易造成角膜上皮过度变薄、损伤，裂隙灯检查结果可以佐证。根据 Munnerlyn 公式，应当减小 BOZD 以增强塑形力，同时适当增加矢高以保护角膜上皮和储存泪液，增加镜下正负压力差，进一步增强塑形力。重新定制镜片：OD VST 45.00/−6.00/10.2，AC44.50，BOZD5.6（表 2-10-3 为该镜片的各弧段宽度）。

表 2-10-3　第二次订片参数中各弧段宽度（OD VST 45.00/−6.00/10.2，AC44.50，BOZD5.6），单位均为 mm

参数	BOZD	RCW	AC$_1$W	AC$_2$W	PCW
数值	5.6	0.7	0.7	0.4	0.5

9. **取镜评估**（图 2-10-4）。

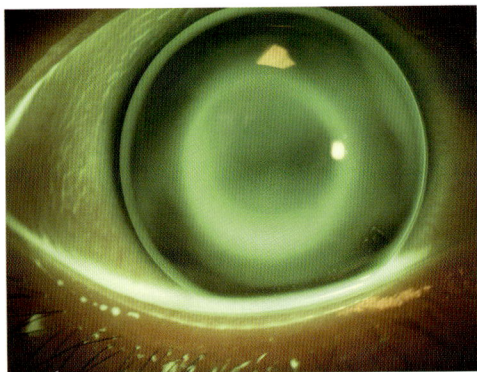

图 2-10-4　镜片活动度适中，覆盖度可，中心定位，荧光素在轻推镜片后进入，360°边翘可见，定位区着陆均匀，宽度较之前镜片更宽，基弧区无荧光区域更小，矢高理想（OD VST 45.00/−6.00/10.2，AC44.50，BOZD5.6）

10. 二次取片后第 1 个月复查　右眼视力 1.0，地形图光学区中心定位可，反转区离焦环封闭，治疗区内塑形力均匀，呈典型非球面，治疗区直径约 5.1mm，视轴区塑形力约 6.37D（图 2-10-5）。角膜上皮完整。

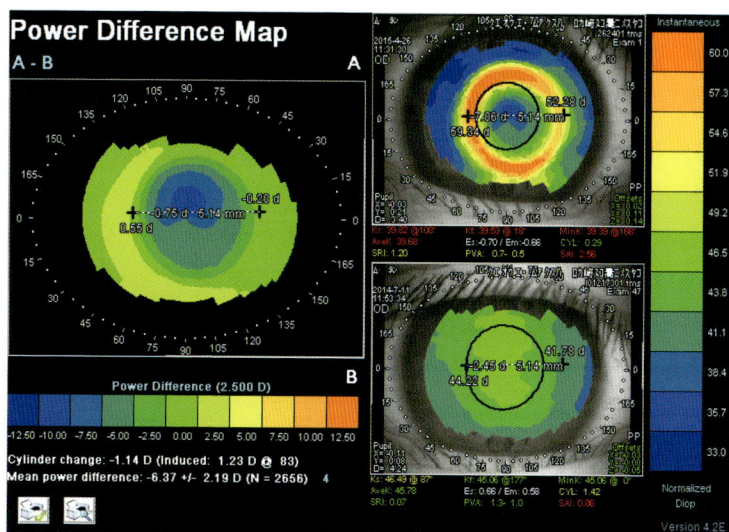

图 2-10-5　二次取片后右眼戴镜 1 个月复查切向差异图（OD VST 45.00/−6.00/10.2，AC44.50，BOZD5.6）

11. 第 1 年随访　右眼视力 1.0，镜片呈显著鼻侧偏心，反转区离焦环封闭，治疗区内塑形力欠均匀（图 2-10-6）。颞侧见角膜压痕，角膜上皮完整。

12. 第 3 年随访　右眼视力 1.0，镜片呈轻度鼻侧偏心，反转区离焦环封闭，治疗区内塑形力尚均匀（图 2-10-7）。荧光静态配适可见镜片呈鼻侧偏位，无明显角膜压痕，角膜上皮完整（图 2-10-8）。

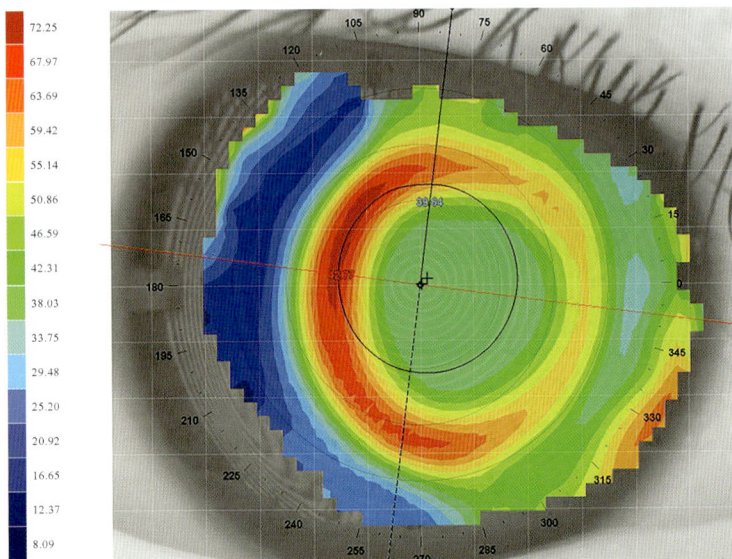

图 2-10-6　右眼戴镜 1 年复查切向图，示鼻侧偏心（OD VST 45.00/−6.00/10.2，AC44.50，BOZD5.6）

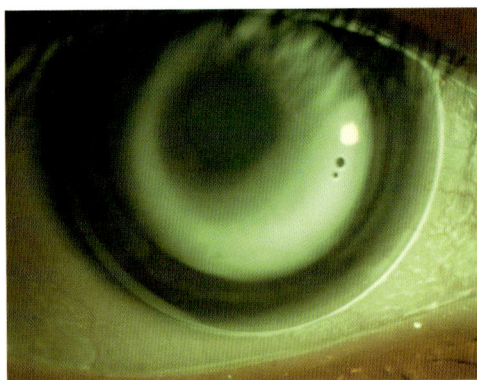

图 2-10-7　右眼荧光静态配适图，镜片呈鼻侧偏位（OD VST 45.00/−6.00/10.2，AC44.50，BOZD5.6）

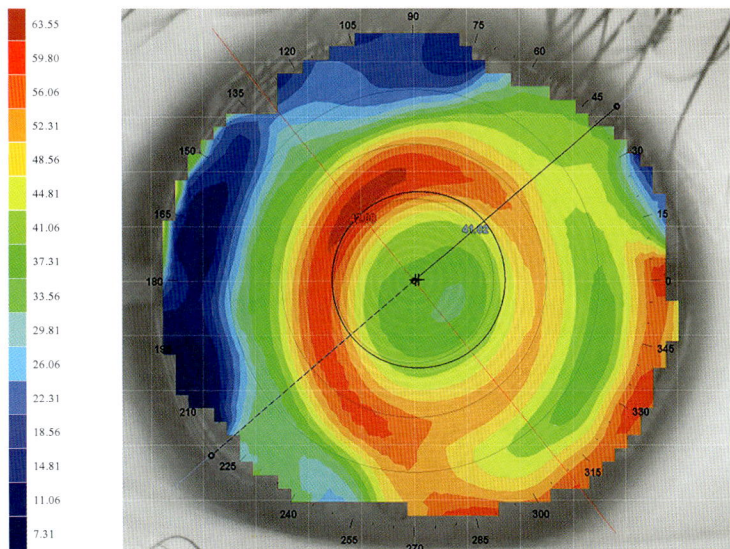

图 2-10-8　右眼戴镜 3 年复查切向图, 示轻度鼻侧偏心 (OD VST 45.00/ -6.00/10.2, AC44.50, BOZD5.6)

【讨论】

1. 高度近视并非角膜塑形术最佳适应证　高度近视角膜塑形的原理是利用比角膜曲率平 6.00D (曲率半径约增加1.50mm) 以上的基弧区和非常陡峭的反转弧区, 借助两个弧段之间超乎正常的正负压力差, 改变角膜上皮厚度, 以达到高度数的矫正。因此, 角膜所承受的压力比中低度塑形更大。一部分配戴者由于本身的角膜上皮承压能力较差 (如眼表微环境异常、角膜上皮薄、上皮连接疏松), 无论使用何种镜片设计均会损伤角膜上皮, 因此在塑形治疗之前应充分告知配戴者与家长。

在高度近视塑形的过程中, 角膜会发生很显著的矢高改变, 且这种改变随配戴时间存在动态波动。如本案例所示, 患者在戴镜 1 个月时镜片呈理想居中定位; 在戴镜 1 年时发生显著鼻侧偏位、颞侧角膜压痕, 角膜散光达 3.00D 以上; 在戴镜 3年时镜片呈轻度鼻侧偏位, 角膜散光恢复到 1.00D 左右。这说明镜片的定位难以稳定, 也意味着患者的日间视力存在波动。

年龄较小的儿童对此视觉质量的下降尚且不敏感,年龄较大的青少年和成人对此更加敏感,因此高度近视塑形一定要充分沟通术后视觉质量问题。

一部分儿童青少年高度近视具有病理性倾向,除了眼底会发生进行性的萎缩改变,对各种近视控制手段也均不敏感。本案例中的男孩在塑形治疗后的 3 年之内眼轴长度累计增长约1.00mm,增加 0.01% 低浓度阿托品滴眼液联合治疗也无明显效果。虽然和患者本人在塑形治疗前相比,该速率已显著下降,但眼轴的持续增长意味着患者在原先已经很长的眼轴长度、很高的近视度数基础上变得更长、更高,在周期性更换镜片时塑形的难度更大、风险更高。因此,给高度近视塑形要提前沟通近视进展无法有效缓解的可能性,还要考虑到周期性换片时面临的巨大挑战。

2. Munnerlyn 公式与高度近视塑形原则 在角膜屈光手术中,Munnerlyn 公式被广泛应用于计算手术的光学矫正量与切削深度之间的关系[1]。如下方公式所示,t 为切削深度(μm),S 为治疗区直径(mm),D 为光学矫正量(D),n 为折射率。

Munnerlyn 公式 $t=S^2 \cdot D/8(n-1)$

角膜塑形术的光学原理与角膜屈光手术十分相近,即利用中央角膜变平的凹透镜效应矫正近视现象。由公式可见,角膜厚度的改变与光学矫正量呈正比,与治疗区大小的平方呈正比。由于角膜屈光手术切削的是角膜基质,切削量可以达到 100μm 甚至更高。但角膜塑形术改变的主要是角膜上皮厚度,其幅度不超过 20μm[2],即使高度近视塑形也不能超过这个界限,否则存在角膜上皮损伤的风险。因此,在角膜上皮厚度改变量有限的前提下,要增加塑形力以求达到更高的光学矫正量,必须设法使治疗区变小。

从 Munnerlyn 公式可以看出,治疗区直径的平方与光学矫正量呈反比,减小治疗区对增加塑形力的作用极其显著。本案例中由于调整了镜片 BOZD 和反转弧区的矢高,使治疗区大小从初始的 5.74mm 减小到 5.14mm,看似微小的改变却可以使塑形力增加到初始的 1.25 倍，即从约 5.00D 增加到约 6.25D，既增加了塑形力也同时保护了角膜上皮。但这样的治疗区还是太大，应减小到 2.5～3.5mm 更合适。由此可见，更小的基弧区与更陡峭的反转弧区组合是高度塑形的固定搭配。

为了维持镜片的稳定，角膜塑形镜片对角膜的压力需要定位区来承担，高度近视镜片尤其如此。为了使镜片更大面积、更均匀地接触角膜中周部以减小压强，定位区最好是宽度充足的弧形非球面设计；切线设计的定位区往往后期难以维持镜片稳定。除此之外，不能因为追求中心定位而过度减少镜片边翘，否则在镜下负压过大的情况下上眼睑无法在瞬目时带动镜片活动，容易发生嵌顿而造成角膜损伤。

由此可见，为高度近视塑形要遵守一系列的原则，和中低度近视塑形存在显著差异，但理念始终相同：在镜片基弧、反转弧区创造正负压力差用于塑形，在定位区封闭泪液并承担镜片压力，在周边弧区设置边翘负责镜片活动和泪液交换。

3．高度近视控制近视进展的替代方案　既然对高度近视的角膜进行全矫的塑形并非最佳选择，那就应该把其他近视控制手段也纳入考虑，作为替代的解决方案。以下列举几种：

（1）部分矫正角膜塑形术：即用角膜塑形术矫正部分近视（比如 −4.00D），用框架眼镜或软镜矫正残余屈光不正。这种治疗方案的优点是可以达到更安全稳定的塑形效果，控制近视进展（眼轴增长）的比例达到 60% 以上[3]；缺点是白天仍需配戴框架眼镜或软镜，需要提前沟通。

（2）多焦或双焦软镜：用于儿童青少年近视、以改变周边离焦或像差为控制近视原理的多焦或双焦软镜，比角膜塑形镜拥有更广泛的屈光度适应证，是高度近视角膜塑形镜的理想替代品。优点是验配与护理简单，日抛镜片安全性高，某些镜片的控制比例达到 50% 以上[4]；缺点是目前无散光设计，对伴有 1.00D 以上散光的眼睛矫正视力欠佳。

（3）特殊设计框架镜片：用于儿童青少年近视、以改变周边离焦或对比度为控制近视原理的特殊设计框架镜片，也比角膜塑形镜拥有更广泛的屈光度适应证,是高度近视角膜塑形镜的理想替代品。优点是性价比高,验配简单,可以矫正散光,不需要接触镜相关的护理,某些镜片的控制比例达到 50% 以上[5];缺点是高度近视镜片较厚重且需要全天候配戴,运动不便。

(4)低浓度阿托品滴眼液:临床常用的低浓度阿托品滴眼液一般指浓度为 0.01%~0.05% 的制剂,其控制近视效果随浓度增加而增加。对于高度近视且度数进展迅速的儿童青少年,可考虑阿托品联合其他光学控制手段一起使用。优点是性价比高,可操作性强,依从性好,0.05% 浓度的控制效果可以达到 40% 以上[6];缺点是白天畏光、视近模糊可能,除 0.01% 浓度之外的其他浓度制剂或为院内制剂,或尚处于临床试验阶段。

【结论】

1. 高度近视并非角膜塑形术最佳适应证,其角膜损伤、视力不稳定与近视控制不确定性的风险应在术前与患者充分沟通。

2. 高度近视塑形要遵守小 BOZD、陡 RC 区、宽 AC 区的原则,Munnerlyn 公式是指导镜片光学设计的重要参考。

3. 高度近视控制近视的替代方案有部分矫正角膜塑形术、多焦或双焦软镜、特殊设计框架镜片和低浓度阿托品,各方法之利弊需熟练掌握。

参考文献

1. MUNNERLYN K, KOONS C R, MARSHALL S J. Photorefractive keratectomy: a technique for laser refractive surgery. J Cataract Refract Surg, 1988, 14(1): 46-52.

2. SWARBRICK H A, WONG G, O'LEARY D J. Corneal response to orthokeratology. Optom Vis Sci, 1998, 75(11): 791-799.

3. CHARM J, CHO P. High myopia-partial reduction orthokeratology (HM-PRO): study design. Cont Lens Anterior Eye, 2013, 36(4): 164-170.

4. CHAMBERLAIN P, PEIXOTO-DE-MATOS S C, LOGAN N S, et al. A 3-year randomized clinical trial of MiSight lenses for myopia control. Optom Vis Sci, 2019, 96(8): 556-567.

5. BAO J, HUANG Y, LI X, et al. Spectacle lenses with aspherical

lenslets for myopia control vs single-vision spectacle lenses：A randomized clinical trial. JAMA Ophthalmol，2022，e220401.

　　6．YAM JC，ZHANG XJ，ZHANG Y，et al. Three-year clinical trial of low-concentration atropine for myopia progression（LAMP）study：continued versus washout：phase 3 report. Ophthalmology，2022，129（3）：308-321.

缩略语中英文释义

OK 镜：orthokeratology，即角膜塑形镜，是一种反几何设计的硬性透气性角膜接触镜，通过夜间配戴暂时性矫正屈光不正，让配戴者白天拥有清晰的裸眼视力。

CRT：corneal reshaping therapy，特指 Paragon CRT®100 镜片。

VST：vision shaping treatment，泛指基于此专利设计生产的角膜塑形镜，此书特指目前在中国批准注册上市的 VST 设计角膜塑形镜。

TD：total diameter，镜片总直径。

LT：lens thickness，镜片厚度。

BC：base curve，基弧。

RC：reverse curve，反转弧。

AC：alignment curve，定位弧。

PC：peripheral curve，周边弧。

BOZD：back optic zone diameter，后光学区直径。

BCR：base curve radius，基弧区曲率半径。

RZD：return zone depth，反转区深度。

LZA：landing zone angle，着陆角。

HVID：horizontal visible iris diameter，水平可见虹膜直径。

WTW：white to white，白到白。

FK：flat K，角膜平坦曲率。

SK：steep K，角膜陡峭曲率。

e 值：eccentricity，角膜偏心率。

bull's-eye：靶眼征，示角膜塑形镜良好的居中定位。

JF：Jessen Factor，Jessen 因子。